J'ai mal au dos

Patrick Gepner

J'ai mal au dos

FIRST
Editions

ISBN : 978-2-7540-0301-8
Dépôt légal : 1er trimestre 2007
Imprimé en Espagne
Conception couverture : Bleu T

Conception graphique : Georges Brevière
Illustrations : Kumquat

Nous nous efforçons de publier des ouvrages qui correspondent à vos attentes et votre satisfaction est pour nous une priorité.
Alors, n'hésitez pas à nous faire part de vos commentaires à :

Éditions Générales First
27, rue Cassette, 75006 Paris
Tél : 01 45 49 60 00
Fax : 01 45 49 60 01
e-mail : firstinfo@efirst.com

Sommaire

Introduction

« Plein le dos ! » Un peu facile, me direz-vous, de débuter ce petit opuscule sur le mal de dos par cet adage, peut-être trivial, mais fort justement dicté par le bon sens populaire.

De fait, qui, parmi vous, n'a pas, au moins une fois dans sa vie, résumé toute sa lassitude par cette expression que l'usage a consacrée ? Ce n'est pas innocent : la colonne vertébrale (ou rachis pour les mieux informés), en particulier sa portion inférieure (ou rachis lombaire), est le réceptacle (j'allais dire la poubelle !) au fond duquel s'accumulent jour après jour les blessures physiques… tout comme les détresses morales.

Et c'est déjà souligner toute la difficulté qu'il y a, pour vos médecins, à soigner le mal de dos.

Ce symptôme, motif de consultation le plus fréquent en médecine générale comme en rhumatologie, ne relève en effet pas d'un désordre anatomique univoque.

L'équation « sans inconnue » : un symptôme = un diagnostic = un traitement ne s'applique pas au mal de dos. Celui-ci peut au contraire revêtir de nombreuses expressions cliniques, traduire de nombreuses pathologies (souvent intriquées), et son traitement est très variable, allant du simple mépris (peu onéreux et sans effets secondaires !) à la chirurgie la plus complexe.

Bref, la prise en charge du mal de dos est, sans conteste, plus subtile et périlleuse que la normalisation d'un taux sanguin de cholestérol ou l'équilibration de chiffres tensionnels, n'en déplaise à mes chers collègues spécialistes de ces questions.

Le « décryptage » de votre lombalgie est donc un exercice difficile et pourtant, plus qu'ailleurs, indispensable. Au risque d'enfoncer une porte ouverte, la meilleure prise en charge de votre lombalgie passe en effet obligatoirement par une identification aussi précise que possible de son mécanisme. Dit comme cela, c'est évident, mais ce principe de base est-il toujours appliqué ?

Rien n'est moins sûr… Ce modeste ouvrage, loin d'être exhaustif, n'a qu'une ambition avouée :

vous convaincre de la nécessité de comprendre votre mal de dos et ses aléas thérapeutiques. Vous passerez alors, pour votre plus grand bien, du statut de « patient » passif et résigné à celui d'acteur à part entière, membre actif et volontaire de votre guérison.

Pour clore ce préambule, soyez déjà persuadé d'une vérité qui devrait vous rassurer... et vous engager à poursuivre votre lecture : il n'y a (pratiquement) pas de mal de dos incurable.

Le traitement de vos souffrances lombaires n'aura peut-être pas le brio et l'immédiateté d'un tour de magie, mais il aboutira, sachez-le d'emblée, au résultat que vous attendez légitimement. Alors asseyez-vous confortablement, le dos bien calé comme il se doit, et bonne lecture.

PREMIÈRE PARTIE

Quand la colonne vertébrale « s'enflamme »...

Faites connaissance avec votre colonne

« Tout bien portant est un malade qui s'ignore. » Le fameux docteur Knock ne pouvait pas mieux dire et très probablement pensait-il au mal de dos en énonçant cette vérité.

En effet, plus de 80 % de nos concitoyens entendent parler de leur colonne vertébrale à un moment donné de leur parcours terrestre.

Ainsi, si vous faites (déjà !) partie de cette cohorte d'éclopés du dos, ce chapitre vous intéressera sûrement : comprendre comment est constitué votre rachis est un prérequis indispensable pour éviter une sinistre récurrence de vos maux lombaires. Si vous n'appartenez pas (encore !) à cette douloureuse confrérie, la lecture de ces quelques lignes vous sera aussi très profitable, tant il est vrai que prévenir vaut mieux que guérir.

La colonne vertébrale : plus qu'une pile d'osselets !

Il serait bien simpliste, pour ne pas dire injurieux pour ce bel organe, de réduire le rachis à un banal empilement de pièces osseuses étendu de la boîte crânienne au bassin.

La colonne vertébrale de face et de profil

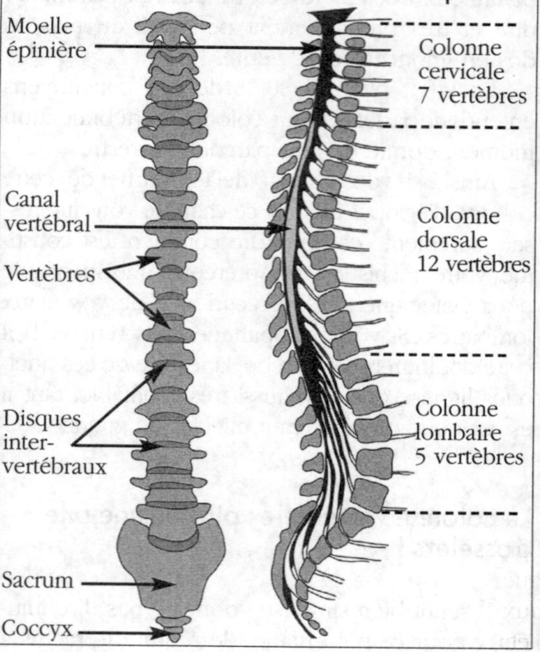

Le rachis est composé de 24 vertèbres : 7 cervicales (C1 à C7), 12 thoraciques (T1 à T12) et 5 lombaires (L1 à L5). La 5e vertèbre lombaire (L5) repose sur le sacrum, lui-même composé de 5 pièces sacrées (S1 à S5) soudées entre elles. Cet axe rachidien associe des qualités, en apparence antinomiques, de rigidité et de souplesse, de solidité et de fragilité.

La rigidité de la colonne vertébrale est assurée par les disques intervertébraux, sortes d'amarres séparant et reliant entre eux les corps vertébraux, et par tout un attirail de ligaments et de muscles engainant littéralement l'axe osseux. La souplesse et la mobilité de notre rachis sont assurées par ces mêmes muscles, par les disques et par de petites articulations répondant au nom barbare d'interapophysaires postérieures et reliant chaque vertèbre à ses voisines adjacentes. Nous reviendrons plus en détail sur ce « Lego » vertébral.

Cet axe rachidien n'est pas strictement rectiligne mais fait l'objet de courbures physiologiques, bien visibles de profil : lordose (ou cambrure) aux étages cervical et lombaire, cyphose à l'étage thoracique. L'exagération de ces courbures est normale au fil des ans et contribue à la perte progressive de taille (qui ne doit cependant pas excéder 1 cm par décennie à partir de 40 ans).

Les trois « casquettes » de la colonne vertébrale

Trois fonctions pour le prix d'une ! Le rachis peut se prévaloir de jouer trois rôles essentiels : il sert de tuteur, contribue à la mobilité du corps et protège les structures nerveuses.

- Sa fonction de tuteur est nécessaire (mais pas toujours suffisante) au maintien de la verticalité du corps dans l'espace.
- Sa fonction de mobilité est dévolue à l'action combinée des muscles entourant la colonne vertébrale, envisagée comme un axe articulé. Cette mobilité, concernant surtout les étages cervical et lombaire, est effective dans tous les plans : flexion/extension, rotations, inclinaisons latérales.
- Enfin, il a une fonction de protection : les vertèbres sont creusées en leur centre, et leur

empilement délimite finalement le canal rachidien (ou canal médullaire), étendu du crâne au bassin. Cet étui renferme les structures nerveuses particulièrement fragiles que sont la moelle épinière, émanation de l'encéphale, et les racines nerveuses qu'elle libère à chaque niveau vertébral. Ces racines nerveuses véhiculent les informations motrices que l'encéphale envoient à nos muscles, mais aussi, dans le sens inverse, des messages sensoriels en provenance de la périphérie et envoyées vers le cerveau à fin d'analyse.

Dernière subtilité, mais non la moindre : la moelle se termine en général en regard de la première vertèbre lombaire L1. En dessous, le regroupement des racines nerveuses occupant le canal rachidien, destinées à la motricité et à la sensibilité des membres inférieurs, forme la « queue-de-cheval ». Ainsi, un problème survenant au niveau lombaire ne peut entraîner de compression de la moelle. C'est heureux car une telle compression est le plus souvent synonyme de paraplégie (paralysie des deux membres inférieurs), risque auquel ne vous exposera donc jamais votre habituel lumbago.

Cette triple fonction, le rachis lombaire l'assume pleinement, mais le paie aussi au prix fort ! En effet, l'étage lombaire constitue le pied du tuteur, c'est donc le point le plus exposé aux contraintes et aux pressions. C'est aussi le segment le plus mobile, ce qui le fragilise. C'est enfin la portion de la colonne vertébrale la plus riche en racines nerveuses, la fameuse queue-de-cheval. Voilà, simplement exposées, les raisons pour lesquelles votre rachis lombaire est malheureusement enclin à vous procurer d'incessants tracas, regroupés communément sous le terme « mal de dos ».

Aussi lui consacrons-nous cet opuscule et vous proposons de faire plus ample connaissance avec lui.

Les responsables des désordres de la colonne à la loupe

Disque intervertébral, corps vertébral, articulations, ligaments… Si nous les avons cités au « tableau d'honneur » des pièces maîtresses de votre rachis, il faut maintenant apporter quelques précisions et passer en revue les principaux désordres qu'ils créent, susceptibles de vous « casser » le dos !

La vertèbre

Elle est composée de deux parties : le corps vertébral en avant et l'arc postérieur en arrière, qui délimitent au centre le canal rachidien, où se logent les structures nerveuses, en l'occurrence, au niveau lombaire, les racines de la queue-de-cheval.

La vertèbre en coupe

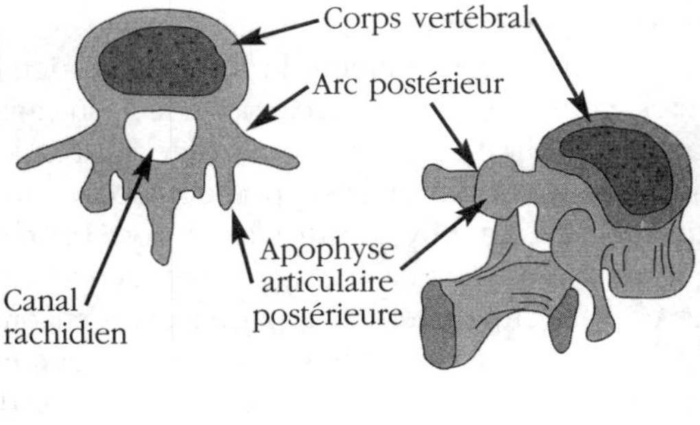

• Le corps vertébral

Il est de forme grossièrement cubique. Ses faces inférieure et supérieure sont dénommées plateaux vertébraux et séparées des corps vertébraux sus et sous-jacents par les disques intervertébraux. Le centre du corps vertébral est constitué d'os spongieux, peu résistant, et ses parois d'os compact (ou cortical), beaucoup plus solide. En cas d'ostéoporose, maladie que nous évoquerons brièvement, l'appauvrissement osseux, particulièrement manifeste au niveau du corps vertébral, peut entraîner une fracture vertébrale (ou tassement) lors de traumatismes minimes, voire de façon spontanée.

• L'arc postérieur

Il adopte grossièrement la forme d'un demi-cercle constituant le couvercle postérieur du canal rachidien et il est relié au corps vertébral par les pédicules. Il est surtout le support des facettes articulaires (ou apophyses articulaires postérieures) qui, au nombre de quatre par vertèbre (deux facettes en haut et deux en bas), permettent à chaque vertèbre de s'articuler avec ses voisines supérieure et inférieure. La correspondance de deux facettes articulaires, recouvertes de cartilage, forme une authentique articulation, la barbare articulation interapophysaire postérieure. Comme toute jointure digne de ce nom, elle connaît une usure inévitable, connue sous le nom d'« arthrose ». Cette « maladie », à laquelle personne n'échappe, se traduit par des lésions bien visibles sur les clichés radiographiques : les fameux « becs-de-perroquet », en fait beaucoup plus impressionnants que réellement menaçants pour les racines nerveuses de voisinage. Quoique... Nous y reviendrons !

Le disque intervertébral

Injustement désigné par la rumeur publique comme l'ennemi public numéro un de votre quiétude lombaire, le disque intervertébral (DIV) est un « organe » complexe et subtil dont les dysfonctionnements n'expliquent finalement qu'une relative minorité des maux de dos.

Le disque sain est constitué d'une bille sphérique centrale, très riche en eau et de consistance gélatineuse – le noyau –, contenu au sein d'un anneau fibreux fait de lamelles concentriques très serrées et adoptant un peu la configuration d'un oignon.

Le disque intervertébral de profil

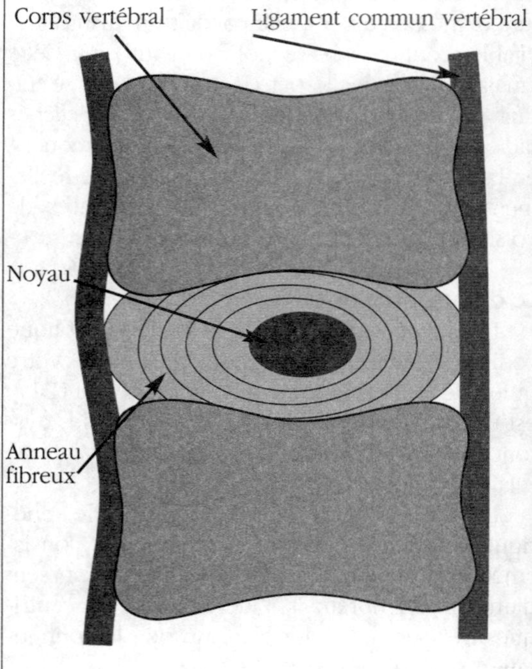

À quoi sert ce disque ? D'une part à solidariser les vertèbres entre elles – rôle dévolu à l'anneau fibreux – et d'autre part à « encaisser » les chocs, pressions et autres contraintes que le rachis est amené à subir tout au long de l'existence de son propriétaire : le noyau absorbe et amortit les contraintes, puis les transmet à l'anneau fibreux qui les distribue harmonieusement, du centre vers la périphérie du disque.

Cette fonction d'« amortisseur », le DIV l'assure sans rechigner tant qu'il est sain. Mais le disque, comme l'individu qui l'héberge, est sujet à l'usure. Ce vieillissement discal physiologique, que les comptes-rendus radiologiques affublent complaisamment de sinistres vocables tels que « dégénérescence discale » ou « discopathie dégénérative » (termes tout juste bons à faire mourir d'angoisse !), porte à la fois sur le noyau et l'anneau fibreux. Il suppose, à l'évidence, une fragilisation du DIV et une perte progressive de ses capacités d'amortisseur.

Le noyau se déshydrate progressivement et se fragmente, avec apparition d'un « pincement discal » en radiologie, c'est-à-dire d'une diminution de hauteur du DIV.

Le vieillissement discal

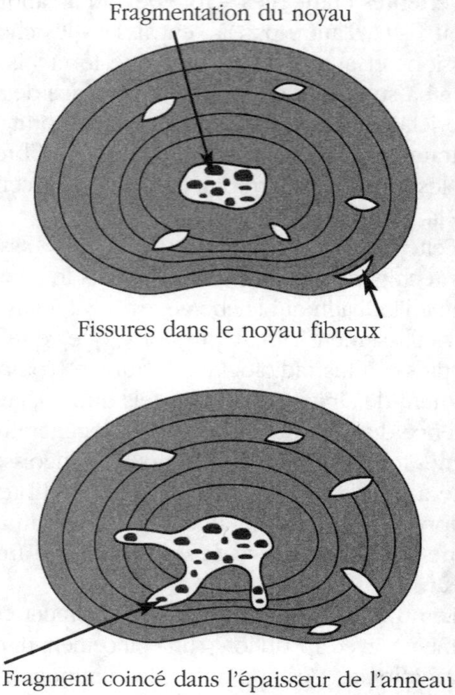

Simultanément, des fissures se produisent dans l'épaisseur de l'anneau fibreux, principalement dans sa partie postérieure, orientée vers le canal rachidien. Cette région de l'anneau fibreux est particulièrement riche en petites terminaisons nerveuses sensitives, ce qui explique les douleurs possibles quand un désordre survient à ce niveau.

Malgré ces lésions, encore une fois naturelles et attendues, tout ira bien pour vous si, conscient d'avoir un rachis lombaire, vous avez appris à le protéger par quelques mesures d'économie vertébrale, que bien sûr nous préciserons plus loin. Mais rien ne va plus si, mal informé (tout le monde n'a pas la chance de lire cet inoubliable ouvrage !), vous malmenez votre vieillissante colonne. Et il en faut peu ! Un simple soulèvement de charge avec flexion antérieure du tronc peut littéralement déclencher un cataclysme lombaire. À l'occasion d'un tel effort, bien banal en apparence, l'augmentation de pression au sein du disque peut entraîner la migration d'un fragment de noyau dans une fissure de l'anneau fibreux. Lorsque ce fragment reste « coincé » dans l'épaisseur de l'anneau, on parle de « dérangement intradiscal », dont la traduction clinique est la lombalgie aiguë ou lumbago. Lorsque la fissure se prolonge jusqu'à la périphérie de l'anneau, le fragment de noyau peut s'extérioriser et bomber dans le canal rachidien, au sein duquel cheminent les racines nerveuses.

Ce bombement peut être minime et rester à distance des racines : on parle alors d'une « protrusion discale », source fréquente d'affolement lorsqu'elle est évoquée dans un compte-rendu de scanner ou d'IRM. Pourtant, je me permets ici d'insister sur la banalité et la bénignité de cette « pseudo-anomalie ».

En revanche, lorsque le bombement est important, il réalise une authentique hernie discale, susceptible de comprimer une racine nerveuse, par exemple une racine du nerf sciatique lorsque cette hernie provient du disque situé entre L4 et L5 ou entre L5 et S1.

Or, le hasard faisant parfois mal les choses, les disques L4-L5 et L5-S1 sont précisément les plus fragiles, donc les principaux pourvoyeurs de hernie discale. Pourtant, à ce stade de la dramaturgie lombaire, il me semble opportun de vous délivrer quelques messages rassurants :

– La hernie discale est une anomalie anatomique, alors que la sciatique est un symptôme clinique. Si la première est susceptible d'induire la seconde,

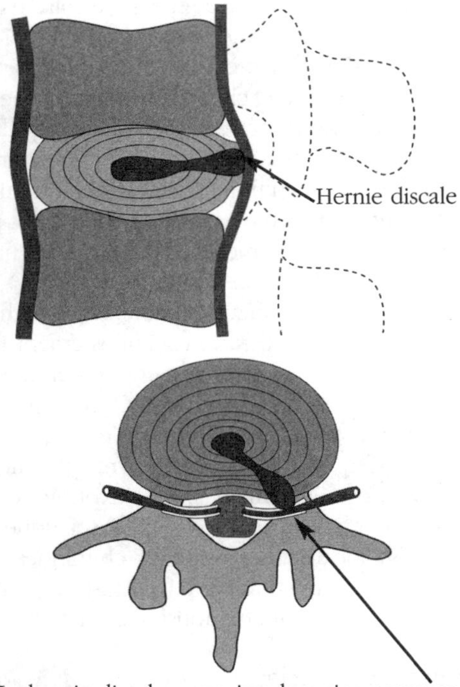

La hernie discale comprime la racine nerveuse.
Elle est à l'origine de la sciatique.

cette relation de cause à effet est loin d'être constante. Ainsi, le « découpage » systématique, par scanner ou IRM, de rachis lombaires asymptomatiques (c'est-à-dire chez des individus ne se plaignant de rien) permet de découvrir, dans plus de 30 % des cas, une authentique hernie discale, parfois volumineuse mais cliniquement muette. Anomalie radiologique ne rime donc pas toujours avec symptôme clinique, comme nous le détaillerons plus loin.

– En outre, le constat, loin d'être rare, d'une authentique hernie discale écrasant manifestement une racine nerveuse peut parfaitement ne correspondre à aucun symptôme clinique. Cela prouve que la compression mécanique n'explique pas tout. En effet, le conflit entre hernie discale et racine suppose également, pour s'exprimer cliniquement par une douleur de type sciatique, la production locale de substances chimiques, les médiateurs de l'inflammation, qui justifie pleinement l'usage des fameux anti-inflammatoires.

Ligaments et muscles

Le rachis, formé par l'empilement des vertèbres, est engainé sur la totalité de sa hauteur par des ligaments extrêmement résistants, les ligaments communs vertébraux, qui tapissent les parois antérieures et postérieures des corps vertébraux. La puissance remarquable de ces ligaments assure une cohésion sans faille à la colonne vertébrale, rendant assez absurde la notion de « vertèbre démise » qu'affectionnent particulièrement certains ostéopathes fantaisistes. D'autres ligaments, situés plus en arrière, participent également à la stabilité de l'édifice rachidien : les ligaments jaunes et le ligament interépineux. Pour assurer la mobilité de l'axe vertébral, des muscles sont bien sûr indispensables. Cette mobilité résulte d'un savant équilibre entre muscles fléchisseurs, situés en avant de la colonne et dominés par les muscles de la ceinture abdominale, et muscles extenseurs en arrière. En cas de lumbago, la contracture des muscles extenseurs (ou muscles spinaux) est parfaitement palpable dans la région douloureuse.

Les racines nerveuses

Nous l'avons vu, le rachis a plusieurs fonctions dont la principale consiste assurément à protéger en son sein les structures nerveuses que sont la moelle épinière – qui descend du cerveau pour se terminer à la hauteur de la vertèbre L1 – puis les racines de la queue-de-cheval – occupant le canal rachidien de L2 jusqu'au sacrum. Sans la moelle épinière, et sans les racines nerveuses qui en émanent, pas de motricité ni de sensibilité (si ce n'est pour la tête, dont l'innervation est assurée par les nerfs crâniens en provenance de l'encéphale).

Les racines nerveuses

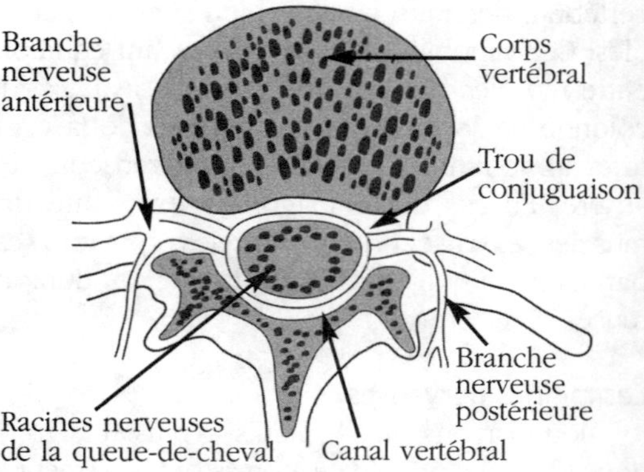

À chaque étage vertébral, la moelle libère donc une racine rachidienne de chaque côté, assurant l'innervation des membres supérieurs au niveau cervical, du tronc au niveau thoracique et des membres inférieurs au niveau lombaire.

Ces racines quittent le rachis par un canal latéral : le trou de conjugaison (ou foramen). Après sa sortie, chaque racine se divise en deux branches :

- Une branche antérieure, qui contient les fibres motrices et sensitives. À l'étage lombaire, les branches antérieures des racines L3 et L4 se réunissent pour former le nerf crural, et celles des racines L5 et S1 fusionnent pour former le nerf sciatique.
- Une petite branche postérieure, dont la seule fonction reconnue est l'innervation purement sensitive des muscles postérieurs du rachis et de l'articulation interapophysaire postérieure, qu'elle entoure étroitement comme une écharpe autour du cou. Un dysfonctionnement de ladite articulation est de ce fait susceptible de perturber les fonctions de cette petite branche postérieure.

Le cerveau

C'est le grand ordonnateur, sans lequel tout ce qui précède ne serait qu'aimable bavardage. Il reçoit, nous l'avons vu, des informations sensorielles ascendantes en provenance de la périphérie (notamment les messages de douleur) et y répond, de la façon la plus adaptée possible, en envoyant aux muscles périphériques des informations motrices descendantes. Mais il serait bien réducteur d'attribuer au cerveau cette seule fonction de « tableau électrique ». Son intervention, dans le vécu des symptômes « mal de dos » ou « sciatique », dépasse en effet largement la simple réception des messages douloureux. D'expérience, je peux vous affirmer qu'aucune sciatique ne ressemble à une autre, alors que le conflit causal entre hernie discale et racine nerveuse est étrangement similaire d'un individu à l'autre.

Cette diversité symptomatique, qui fait les charmes de ma profession de rhumatologue, c'est bien le cerveau qui la génère. L'intensité exprimée de la douleur lombaire ou sciatique, sa durée, son retentissement sur les activités professionnelles et de loisirs, de même que sur les relations amicales et familiales, c'est encore et toujours le cerveau qui en induit la variabilité, par des mécanismes mal connus et certainement fort complexes. Et l'affaire se corse encore un peu plus si je vous livre ici le cercle le plus vicieux que vous aurez à découvrir dans ce petit ouvrage, plaisir auquel je ne résiste bien sûr pas ! Le mal de dos est générateur d'angoisse et d'anxiété, voire d'authentique dépression, qui, en retour, en aggravent l'expression clinique et le pronostic (et ceux qui ont déjà expérimenté ce type de désagrément ne me démentiront pas).

À l'inverse, une tendance anxieuse ou dépressive, quel qu'en soit le motif, peut se manifester par un mal de dos désespérément chronique, dont aucun examen radiologique ne permettra de retrouver l'origine, et pour cause. On parle alors de dépression « masquée » qui, chez d'autres, se manifestera plutôt par une migraine tenace, une colopathie spasmodique irréductible ou un torticolis incessant.

C'est bien dans ces situations en apparence inextricables que votre médecin fera la preuve lumineuse de sa sagace perspicacité... surtout si vous savez vous-même l'orienter sur le bon chemin. Car, sachez-le, démêler l'écheveau qui unit douleur physique et souffrance morale est certainement l'entreprise la plus délicate à mener pour un médecin. Savoir faire la part des choses est pourtant indispensable à la démarche thérapeutique, sous peine d'échecs retentissants. Votre médecin a besoin de vous, autant que vous avez besoin de lui. Alors, soyez gentil, aidez-le un peu…

Mais, au fait, de quoi vous plaignez-vous ?

Le décor est planté. Vous connaissez tout, ou presque, de l'intimité de votre colonne vertébrale et commencez à comprendre les mécanismes à l'origine des tracas qu'elle vous fait subir.

Entrons maintenant dans le vif du sujet et apprenez à décrire avec précision vos petites (ou grandes) misères. Un discours précis est en effet le meilleur garant d'une bonne compréhension par votre thérapeute et, partant, d'une guérison rapide et assurée. Pas de discours ampoulés ni de périphrases : répondez précisément aux questions de votre médecin, vous en serez vite récompensé. Schématiquement, l'interrogatoire du patient lombalgique s'apparente à une enquête policière (sans lampe braquée dans les yeux, privation de sommeil ni autres sévices !), avec trois questions principales et quelques questions subsidiaires.

Les trois piliers de la sagesse

Un interrogatoire bien orienté va permettre d'extraire de votre discours trois éléments essentiels. Votre mal de dos est :

- mécanique ou inflammatoire ;
- aigu ou chronique ;
- assorti ou non d'une sciatique.

Mécanique ou inflammatoire ?

La réponse est cruciale car l'orientation diagnostique est radicalement différente.

- La lombalgie est mécanique lorsqu'elle est déclenchée ou aggravée par le mouvement, et améliorée par le repos. En bref, la douleur mécanique est présente dès le réveil, augmente dans la journée et disparaît au coucher. Elle ne vous réveillera pas, sauf parfois de façon brève lors d'un changement de position durant votre sommeil. Cette « version » mécanique du mal de dos est la traduction habituelle de ses causes les plus classiques.

- Très rarement – et c'est heureux – la lombalgie adopte un rythme inflammatoire, caractérisé par des réveils nocturnes répétés et une grande difficulté à se rendormir. La douleur s'accompagne volontiers d'une raideur lombaire importante et durable au réveil. Elle est permanente et s'aggrave progressivement au fil des jours. Ce rythme inflammatoire est inquiétant et répond à une minorité de pathologies lombaires, souvent graves.

Aigu ou chronique ?

Avant d'entrer dans le détail, retenez déjà qu'il faut tout mettre en œuvre pour éviter le passage de la douleur aiguë à la douleur chronique.

- La lombalgie aiguë ou lumbago correspond au classique « tour de reins ». Elle survient brutalement, à la suite d'un faux mouvement, du soulèvement d'une charge, d'un éternuement ou parfois quasi spontanément. La douleur s'accompagne d'un blocage sévère et irréductible, souvent en flexion antérieure. Spontanément, ou grâce à des soins médicaux avisés, l'évolution est rapidement favorable, avec guérison en moins d'une semaine dans 70 % des cas et en moins d'un mois dans 90 % des cas. En un sens, cette heureuse et rapide issue est presque regrettable car vous oubliez aussi vite les bonnes résolutions prises dans la douleur, et négligez le signal d'alarme que votre rachis lombaire vous a lancé.

C'est pourtant une stratégie particulièrement adaptée qu'il faut savoir mettre en place à ce stade, sous peine de transformer un incident de parcours en chemin de croix, dont les étapes redoutables sont le lumbago récidivant, la lombalgie chronique et la lombosciatique.

- La lombalgie chronique est un état douloureux permanent qui, par définition, évolue depuis au moins trois mois. Elle peut succéder à une lombalgie aiguë négligée, compliquer une succession de lumbagos récidivants ou survenir de façon progressive et insidieuse. Cette lombalgie chronique, légitimement redoutée par les patients, l'est au moins autant par les médecins car son traitement est long, difficile et, avouons-le, incertain, tant sur le plan des méthodes que des résultats. De fait, les patients lombalgiques chroniques, volontiers déçus des thérapeutiques « traditionnelles » qu'ils jugent insuffisantes, se tournent facilement vers des « praticiens » douteux, aux techniques aussi contestables qu'onéreuses et inefficaces (sinon dangereuses).

Pourquoi la prise en charge de la lombalgie chronique est-elle si délicate ? Pour plusieurs raisons, dont la principale tient au terrain sur lequel elle survient. En effet, ne devient pas lombalgique chronique qui veut ! Le passage d'un mal de dos banal à la chronicité suppose un « terreau » favorable, c'est-à-dire l'existence de facteurs de risque favorisant cette évolution néfaste... et qu'il faut donc dépister au plus vite. Ces facteurs de risque (FR) de passage à la chronicité sont légion, et il serait fastidieux de les citer tous. Retenons les plus importants :

- Les FR liés au « passé » lombaire, tels que des récidives douloureuses itératives avec arrêts de travail prolongés ou un acte chirurgical (voire plusieurs !) dans cette région.
- Les FR liés à l'intensité des symptômes initiaux : plus la lombalgie est sévère et le blocage invalidant, plus l'évolution risque d'être longue.

- Les FR liés à la prise en charge médicale, tels qu'un retard au traitement, un repos au lit strict et prolongé, un arrêt de travail excessivement long ou une carence d'information sur les causes et les remèdes du mal de dos.
- Les FR liés à la personnalité et à l'environnement : un faible niveau d'éducation et de ressources, une intoxication alcoolo-tabagique importante, un isolement affectif social et familial sont autant de facteurs de risque de passage à la chronicité. Il est certain qu'il vaut mieux, en toutes situations, être jeune, beau, riche et en bonne santé que... vous connaissez la suite.
- Les FR liés au travail sont innombrables : certains sont évidents, tels que le soulèvement répété de charges lourdes, l'exposition prolongée aux vibrations, les postures longtemps maintenues... D'autres sont plus sournois, car intimement liés à la perception propre de l'individu et à sa personnalité : trop nombreuses responsabilités, monotonie de la tâche imposée, sentiment d'incompétence, d'isolement ou de manque de considération, poids de la hiérarchie, etc.

Lorsque la lombalgie complique un accident du

travail, la présence, fréquente, de ces FR complique épouvantablement la tâche du thérapeute, si elle ne la rend pas impossible, ce qui est malheureusement souvent le cas. C'est principalement dans ce contexte que l'on retrouve les « grands handicapés du dos » (vrais ou faux !), c'est-à-dire les 10 % de patients inaptes à reprendre leur travail quatre semaines après l'accident initial, et dont la moitié le restera à six mois...

Avec ou sans sciatique ?

L'origine de la sciatique n'a plus de secrets pour vous (cf. pages 28-29), mais je tiens néanmoins à être clair sur la terminologie : la sciatique (ou douleur sciatique ou névralgie sciatique) traduit cliniquement la compression d'une racine (L5 ou S1) du nerf sciatique, le plus souvent par une hernie discale (dans 95 % des cas). Cette sciatique peut compliquer, simultanément ou quelques heures à quelques jours plus tard, une lombalgie aiguë : on parle alors de lombo-sciatique.

La douleur débute dans la fesse, puis suit un trajet précis dans le membre inférieur, variable selon la racine nerveuse comprimée.

- La compression de la racine L5 entraîne une

douleur à la face externe de la cuisse et de la jambe irradiant jusqu'à la cheville, puis qui gagne le dos du pied jusqu'au gros orteil.

- La compression de la racine S1 se traduit par une douleur à la face postérieure de la cuisse, au mollet, au talon, puis sur le bord externe du pied et s'étendant jusqu'au petit orteil.

La douleur s'accompagne volontiers de sensations bénignes mais désagréables de picotements ou de brûlures (appelées paresthésies), surtout présentes au niveau du pied. Parfois, l'interrogatoire révèle l'existence de symptômes autrement plus inquiétants : troubles urinaires récents, paralysie du pied, troubles de la marche, le plus souvent justiciables d'une chirurgie urgente…

Pour être complet – d'aucuns pouvant se plaindre auprès de l'éditeur que leur cas personnel a été passé sous silence – il faut évoquer la cruralgie (ou névralgie crurale). Elle se manifeste par une douleur identique à la sciatique, mais dont la topographie diffère : face antérieure de la cuisse, du genou, voire de la jambe. La cruralgie traduit la compression d'une racine (L3 ou L4) du nerf crural, bien entendu par une hernie discale dans la plupart des cas.

Les questions subsidiaires

Elles vont permettre de préciser le mécanisme de la douleur, d'en supposer l'origine et d'évaluer la gravité du problème, dont découle le degré d'urgence du traitement.

- L'âge : la hernie discale est plutôt l'apanage des sujets jeunes, l'arthrose (et autres pathologies bien plus graves) celui des moins jeunes.
- L'état général : l'association d'un mal de dos et d'une fièvre ou d'un amaigrissement inexpliqués font suspecter des problèmes évidemment plus inquiétants qu'une « banale » hernie discale.
- Le mode de survenue : à l'évidence, l'apparition brutale d'un lumbago à la suite d'un effort de soulèvement évoque un problème mécanique. À l'inverse, une douleur qui s'installe insidieusement et s'aggrave progressivement, sans événement déclenchant notable, peut faire suspecter une pathologie inflammatoire.
- La topographie du mal de dos : parfois la douleur est située chez vous bien au milieu de la région lombaire, tandis que chez un autre elle est latéralisée d'un côté, voire bilatérale, en barre horizontale.

- Les irradiations douloureuses à partir de la région lombaire problématique : ces irradiations sont « descendantes ». Il peut s'agir d'une authentique sciatique, dont le trajet est bien précis (cf. supra). Il peut aussi s'agir de douleurs plus diffuses, au trajet fluctuant et imprécis. On parle alors de douleurs « référées » ou « projetées », qui se localisent habituellement aux fesses, sur les faces latérales des hanches, aux plis inguinaux, voire à la face postérieure des cuisses.
- L'impulsivité de la douleur : elle correspond à une exacerbation brutale de la lombalgie et/ou de la sciatique à la suite d'un éternuement, d'un effort de toux ou de défécation, qui entraînent une brusque augmentation de pression dans le disque et dans la hernie qui en provient.
- Les circonstances « aggravantes » et « atténuantes » : ce sont les postures et mouvements qui, dans un contexte de problème mécanique, exacerbent ou, au contraire, apaisent le mal de dos. Ainsi, le piétinement, la marche ou la station debout prolongées, le relèvement de la position assise, le sommeil en position allongée sur le ventre (ou la brasse) sont autant de cir-

constances souvent aggravantes. À l'inverse, les mouvements d'enroulement du dos (indispensables après quelques salles de musée ou après les courses du samedi) et le sommeil en chien de fusil atténuent plutôt les douleurs.

- L'évolutivité du mal de dos : un problème mécanique évolue habituellement, sans ou sous traitement, vers l'amélioration. Une pathologie inflammatoire non traitée s'aggrave inexorablement. Ainsi, une description précise de vos maux (subtilement « orientée » par votre médecin) permettra déjà de déterminer si votre problème est d'origine inflammatoire ou mécanique, et s'il existe ou non une hernie discale. Le reste de la consultation n'est, si j'ose dire, que poésie... ou presque.

À nous de jouer !

Un interrogatoire bien conduit fournit donc autant de renseignements sur l'origine de votre mal de dos que l'IRM la plus performante. Il ne reste, pour ainsi dire, à votre médecin qu'à vous examiner. Cet examen clinique a pour but principal d'éliminer un problème grave, justifiant une intervention chirurgicale urgente.

En cas de lombalgie aiguë isolée

L'examen clinique est assez pauvre. Il peut révéler, en position debout, une exagération de la cambrure lombaire (de profil), une déviation antalgique en « baïonnette » ou un blocage en flexion antérieure (de face), une limitation de la mobilité dans différents plans... En position couchée, la palpation recherche d'éventuels points douloureux, en regard de la colonne vertébrale ou plus latéraux, et confirme l'existence de contractures des muscles paravertébraux.

En cas de sciatique

L'examen clinique devient primordial, pour 3 raisons :

- Il affirme la compression d'une racine du nerf sciatique, par la célébrissime manœuvre de Lasègue, qui est au rhumatologue ce que l'auscultation pulmonaire est au pneumologue : incontournable ! Cette manœuvre consiste, le patient étant couché sur le dos, à élever progressivement le membre inférieur douloureux, maintenu en extension, jusqu'au réveil de la douleur sciatique spontanée.

- Il confirme, sur des critères objectifs, la racine comprimée : disparition du réflexe rotulien (racine L4) ou du réflexe du tendon d'Achille (S1), diminution de la sensibilité au toucher et à la piqûre du dos du pied (L5) ou de la voûte plantaire (S1), diminution modérée de la force musculaire du pied en flexion (L5) ou en extension (S1).
- Surtout, il recherche des signes neurologiques de gravité : paralysie sévère ou complète d'un ou plusieurs muscles du membre inférieur douloureux, troubles urinaires (incontinence ou, à l'inverse, difficultés de miction). Si ces derniers s'accompagnent d'une anesthésie dite « en selle » (haut des cuisses, fesses et périnée), il faut évoquer un syndrome dit « de la queue-de-cheval », qui correspond à la compression simultanée de la quasi-totalité des racines qui la composent. Cela va sans dire, ces anomalies neurologiques graves imposent une intervention chirurgicale en urgence, avec une réversibilité postopératoire très inconstante. Ces situations dramatiques, pour lesquelles l'abord

chirurgical tient lieu de seule réflexion, sont exceptionnelles. Dans la plupart des cas, fort heureusement, l'urgence est toute relative (c'est le traitement de la douleur) et il est possible, pour ne pas dire souhaitable, de trouver le lien éventuel entre les symptômes présentés et la lésion anatomique causale. Le terme « éventuel » est lourd de signification, car cette démarche, logique et a priori simple, s'avère à l'usage fort complexe, pour diverses raisons :

– Un symptôme identique peut traduire le dysfonctionnement de structures anatomiques différentes (par exemple disque intervertébral et articulation postérieure).
– À l'inverse, une même lésion peut générer des symptômes cliniques très différents.
– Plus perfide encore, l'absence fréquente de concordance entre l'importance des lésions anatomiques et l'intensité des symptômes cliniques qui limite, comme nous le verrons, l'intérêt des examens d'imagerie. Et, cerise sur le gâteau, je me garderai d'insister encore une fois sur la déroutante influence qu'exerce immanquablement notre cervelle sur l'expression de nos douleurs.

Malgré tout, je vous rassure, l'identification précise de la cause de votre mal de dos, parfois peut-être un peu tâtonnante et hasardeuse (sûrement trop à votre goût !), est le plus souvent possible. Et c'est heureux car, je le rappelle, on ne peut traiter correctement que ce que l'on a identifié avec précision. Facile, me direz-vous, avec les techniques d'imagerie dont nous disposons actuellement. C'est un peu vite dit, comme vous l'apprendrez en poursuivant votre (saine) lecture...

Trop d'images tue l'image !

Au sein de l'éventail infini des maux et infirmités affectant notre pauvre humanité, le mal de dos fait un peu « bande à part ». En effet, il appartient au club très fermé des maladies dont la confirmation « photographique » n'est que très rarement souhaitable ou nécessaire. Voilà de quoi faire rugir les lombalgiques les plus militants, pour lesquels le succès thérapeutique est exactement proportionnel à la consistance de leur dossier radiologique. Pour ceux-là, peu d'espoir ! Pour les autres, heureusement très majoritaires et ouverts au raisonnement, quelques questions méritent d'être discutées.

Peut-on tout confirmer par l'image ?

Bien sûr que non, et pour de multiples raisons.

On ne voit rien !

Cette situation, loin d'être rare, correspond à plusieurs cas de figure.

- On ne cherche pas au bon endroit. En effet, par le jeu de subtilités neurologiques confondantes, une douleur lombaire basse peut traduire un désordre lombaire haut, voire un problème viscéral, gynécologique, urologique ou digestif, ou encore une pathologie vasculaire (l'aorte descend en avant du rachis).
- Mais le plus souvent, lorsqu'on ne voit rien, c'est qu'il n'y a rigoureusement rien à voir ! C'est tout le problème du mal de dos « psychosomatique » où, malgré une débauche effrénée et fort onéreuse d'examens en tous genres, aucune cause ne peut être clairement identifiée. Cette quête frénétique est aussi inutile

que dangereuse, ajoutant, à la douleur chronique, frustration et amertume. Cette situation me permet de souligner au passage que l'image ne doit en aucun cas se substituer au raisonnement médical sous peine de faire de graves erreurs. Elle peut, tout au plus, l'illustrer… et le confirmer (ou l'infirmer !).

- Enfin – mais je n'ose le suggérer – on ne voit rien alors qu'il y a bien quelque chose... d'invisible. Le niveau de sophistication des techniques actuelles d'imagerie rend assez peu probable cette possibilité, mais c'est peut-être ce que se disaient mes estimables confrères en 1920, à l'arrivée des rayons X des époux Curie... et donc bien avant l'irruption du scanner et de l'IRM dans notre pratique quotidienne.

On voit bien quelque chose mais...

Cette situation est très classique : les examens radiologiques permettent d'individualiser avec certitude un désordre anatomique, mais peut-on lui attribuer avec autant de certitude les symptômes qui ont justifié cet examen ? Situation fort complexe, où le faux pas est interdit, sous peine d'échecs thérapeutiques aussi retentissants que lourds de funestes conséquences.

Pour vous en convaincre, voici quelques exemples qui défient les lois mathématiques les plus élémentaires : si sciatique = hernie discale (le plus souvent), l'inverse est loin d'être vrai. Je vous le disais, des études par scanner systématique retrouvent ainsi, chez des volontaires sans aucun symptôme, une hernie discale dans plus de 30 % des cas. Plus fort, l'imagerie en résonance magnétique (IRM), pratiquée sur des volontaires « sains » (du moins sans aucune douleur lombaire) révèle une « dégénérescence » discale souvent étagée dans 30 % des cas avant 30 ans, et dans plus de 90 % des cas après 50 ans. Ce constat m'amène à souligner à nouveau un fait incontournable : l'imagerie seule ne vaut rien. Elle ne tire sa valeur que de sa confrontation à la clinique, ce qui rend irremplaçable votre interlocuteur médical.

On en voit trop !

Cette situation quasi constante est la rançon de l'extrême performance des techniques modernes d'imagerie. Pour un mal de dos a priori bien banal, il est en effet fréquent de retrouver deux anomalies, voire beaucoup plus, susceptibles de l'expliquer. Oserai-je alors vous répéter la prépondérance de la clinique sur l'image ?

Doit-on formellement confirmer par l'image ?

Dans la plupart des cas, l'origine de votre mal de dos est fortement suspectée dès l'interrogatoire, y compris lorsqu'il s'agit d'une origine principalement « psychogène ». La confirmation « photographique » est donc a priori superflue, sinon nuisible, sauf dans quelques situations pour lesquelles elle est, au contraire, impérative.

Des images, vite !

L'imagerie s'impose de manière urgentissime dans 3 cas bien définis :

- la suspicion de pathologie « inflammatoire », d'origine infectieuse ou tumorale ;
- la suspicion de fracture vertébrale liée à l'ostéoporose ;
- enfin, la constatation, dans un contexte de sciatique, de signes neurologiques déficitaires à l'examen clinique, obligeant à une prise en charge chirurgicale rapide.

Surtout pas d'images !

Hormis ces circonstances parfois dramatiques, la visualisation « photographique » de votre problème lombaire est inutile, du moins à court terme, et surtout potentiellement dangereuse. Non pas par l'irradiation modeste qu'elle suppose, mais par l'influence qu'elle aura immanquablement sur la perception que vous aurez de votre « dérangement » lombaire. Une étude canadienne a d'ailleurs « quantifié » ce retentissement négatif : la mise en évidence, par l'imagerie, d'une anomalie disco-vertébrale dans la première semaine d'évolution d'un mal de dos, multiplie par cinq le risque de passage à la chronicité. C'est regrettable quand on sait que 70 % des lumbagos guérissent en moins de sept jours !

Comment l'expliquer ? La douleur est une notion abstraite et subjective. La mise en évidence « photographique » de la lésion anatomique présumée responsable concrétise le symptôme, j'allais dire : le justifie. Or, je le répète, il n'y a pas d'examen radiologique, même le plus archaïque et même en l'absence de toute douleur, sans démonstration d'au moins une anomalie, banale en soi, mais parfaitement apte à devenir un excellent sujet de cristallisation : « J'ai un pincement discal, j'ai donc raison d'avoir mal et je ne me plains pas pour rien. » Dans cet esprit, et n'en déplaise à mes amis et confrères radiologues, le meilleur ennemi du lombalgique est le compte-rendu d'examen glissé dans la pochette d'examen. Il y est question de pincements discaux, d'ostéophytes, de déminéralisation osseuse, de déformations arthrosiques, de lésions dégénératives et j'en passe. Tout cela est logique et attendu, n'étant que la banale conséquence du vieillissement physiologique. Pour autant, je mets au défi le plus aguerri d'entre vous de lire un tel compte-rendu sans ressentir quelques désagréables picotements dans sa région lombaire...

En bref, n'exigez pas de votre médecin récalcitrant des prescriptions abusives de radiographies, scanners et autres IRM. Et si, à force d'insistance, vous avez réussi à le convaincre, interdiction formelle de lire les comptes-rendus, sous peine de lourdes sanctions... pour l'évolution de votre lombalgie !

Quand faut-il confirmer par l'image ?

Si, comme je l'espère, vous m'avez bien suivi, vous conviendrez que la confirmation iconographique de votre mal de dos est rarement justifiée. En dehors des indications d'urgence précitées, c'est la résistance de la douleur lombaire et/ou sciatique, au-delà de six à huit semaines de soins avisés, qui doit amener à identifier précisément la lésion causale. Cette identification est alors pleinement justifiée, car commence à se profiler à l'horizon la possibilité d'une « sanction » chirurgicale, comme je le détaillerai plus loin.

Quels examens demander ?

En matière d'imagerie médicale, les ressources ne manquent pas. Dans la profusion d'examens disponibles, dont je ne citerai que les plus courants, il est nécessaire d'établir une hiérarchie raisonnée. Le choix de la technique dépend ainsi de nombreux paramètres : degré d'urgence, existence ou non d'une sciatique, doute sur la présence d'une pathologie « inflammatoire » ou d'une fracture ostéoporotique, contexte préopératoire, exploration d'une récidive de sciatique après chirurgie, mais aussi, plus matériellement, coût et degré de disponibilité des examens.

Les radiographies standard

La radiographie, « femme de Cro-Magnon » de l'imagerie médicale, garde quelques indications dans l'exploration d'un mal de dos. Fait important, la radiographie ne permet de visualiser que les structures osseuses, dont elle reproduit une photographie en noir et blanc, mais ignore complètement les parties dites « molles », radiotransparentes. De ce fait, la visualisation d'une hernie discale est donc parfaitement impossible en radiologie standard. En pratique, les radiographies de la colonne vertébrale ne servent finalement pas à grand-chose si ce n'est... pour vous faire peur (il y aura toujours des manifestations visibles d'« usure »...), sauf dans le cas où l'on veut, plus scientifiquement, confirmer une fracture ostéoporotique (plus vulgairement appelée tassement de vertèbre). Les radiographies conservent également un intérêt pour « débrouiller » la situation lorsque l'examen clinique amène à suspecter une pathologie inflammatoire (tumeur ou infection).

Le scanner

Utilisant les rayons X comme la radiologie standard, il « saucissonne » le rachis en coupes transversales régulières (tous les 5 mm). Rien ne lui échappe ! Il permet bien sûr la visualisation des structures osseuses, mais aussi celles des parties « molles » : disque intervertébral (et éventuelle hernie en provenant), muscles, ligaments et racines nerveuses, au prix d'une irradiation à peine supérieure à celle délivrée par la plus banale des radiographies.

Pourquoi s'en priver dès la première douleur, me direz-vous ? Parce que, encore une fois, l'image n'a d'intérêt qu'en réponse à un besoin précis et si elle concorde avec les données cliniques. On ne doit donc pas, règle d'or absolue, recourir au scanner pour « aller à la pêche au diagnostic ». Quelles en sont alors les indications ?

- La principale est bien, dans un contexte de douleur sciatique, la recherche d'une hernie discale, soit en situation d'urgence (sciatique paralysante), soit de façon différée (sciatique rebelle aux traitements médicaux), mais, dans

tous les cas, en vue d'une intervention chirurgicale prochaine. La lombalgie isolée, comme la sciatique de survenue récente et sans complications neurologiques, ne justifient en rien cet examen.
- Plus accessoirement, le scanner est toujours justifié lorsqu'il y a suspicion de lombalgie « secondaire » (c'est-à-dire liée à une pathologie inflammatoire), quoiqu'il soit progressivement supplanté par l'IRM dans cette indication.

L'imagerie par résonance magnétique (IRM)

Véritable Rolls-Royce des examens d'imagerie, l'IRM ne doit, comme ces véhicules de prestige, ne servir qu'aux grandes occasions. C'est donc pour des indications très « ciblées » que l'on réservera cet examen, qui fait appel non pas aux rayons X mais à de puissants champs électromagnétiques délivrés par un aimant géant, au centre duquel vous êtes allongé. L'IRM voit tout... et plus encore ! Elle est tellement sensible et performante qu'aucun rachis, même le plus quiescent, ne peut en sortir indemne. Pourquoi, dans ce cas, ne pas instaurer le principe de l'IRM systématique pour tout lombalgique, en jetant, sans arrière-pensée, radiographies et scanner aux oubliettes de l'histoire de l'imagerie médicale ? Les raisons de ne pas le faire sont nombreuses. En premier lieu, on pensera au coût important de cet examen et à la faible disponibilité des appareils, d'où des délais d'attente encore très longs. Autre obstacle de taille : la claustrophobie de nombre de nos concitoyens, qui se révèle souvent à l'entrée dans le tube de la machine.

En tout état de cause, les indications de l'IRM sont donc précises et restreintes :

- la suspicion d'une lombalgie « secondaire », évoquée par l'examen clinique et les radiographies standard ;
- l'exploration d'une récidive de sciatique chez un patient précédemment opéré d'une hernie discale ;
- enfin, la persistance d'un doute, non levé par le scanner, sur l'existence d'une hernie discale dans un contexte de sciatique. Cette situation est, en pratique, exceptionnelle et l'IRM ne doit en aucun cas se substituer au scanner pour le diagnostic de hernie discale banale.

Sachez que d'autres examens peuvent être intéressants pour l'exploration d'un mal de dos : la myélographie lombaire, la scintigraphie osseuse, l'ostéodensitométrie, les examens biologiques sanguins, voire la biopsie vertébrale. Ils s'appliquent à des situations très particulières, dont le détail nous éloignerait un peu trop du mal de dos de « monsieur Tout-le-monde », qu'il est maintenant temps de traiter activement...

Deuxième partie

Comment éteindre l'incendie ?

Foin des explications ! Vous voulez guérir, et vite ! Souhait ô combien légitime, que néanmoins je me dois de tempérer de quelques bémols « anti-langue de bois » :

Guérir bien sûr, mais pas n'importe comment !

La prise en charge thérapeutique de votre mal de dos ne relève pas du tour de magie, du « spectacle d'impro » ou de la ballade poétique. Elle repose tout au contraire sur une stratégie précise et progressive, voire lente et rébarbative, bannissant précipitation, improvisation et… poudre aux yeux. Prenez ainsi garde aux projets thérapeutiques aussi audacieux, fantasques et mirobolants… que charlatanesques. Respectez les étapes que vous proposent les praticiens que je qualifierai de « conventionnels », et fuyez les propositions chatoyantes mais dangereuses (et souvent scandaleusement onéreuses) de médicastres douteux, dont l'art s'apparente plus à l'escroquerie qu'à la médecine.

Guérir bien sûr, mais pas à n'importe quel prix !

Très schématiquement, le traitement de votre mal de dos est soit médical, soit chirurgical. Sans entrer dans les détails, ce qui sera fait plus loin, retenez déjà que, sauf urgence, les traitements les plus sûrs, sinon les plus brillants, sont les traitements « conservateurs ». La chirurgie doit rester, dans ce domaine, l'exception, et ses indications doivent être mûrement réfléchies : on peut facilement enlever un disque intervertébral, mais il est impossible de le « remettre » en place ! Vous n'avez qu'une seule colonne vertébrale, ne la traitez pas à la légère !

Guérir bien sûr, mais pas chez n'importe qui !

Le mal de dos est un « fromage », dont l'alléchante odeur attise bien des convoitises, parfois assez peu recommandables… et très mercantiles. La lombalgie est ainsi, très probablement, la pathologie qui peut s'enorgueillir de susciter l'intérêt du plus grand nombre de « compétences » : médecins généralistes (passage incontournable… parcours de soins oblige !), rhumatologues (dont votre serviteur), rééducateurs fonctionnels, radiologues, psychologues et psychiatres, neurologues, kinésithérapeutes de toutes obédiences, ostéopathes, chiropracteurs, chirurgiens orthopédiques, neurochirurgiens, anesthésistes, et j'en oublie certainement (qu'ils ne m'en veuillent pas). Tous ont leur place (tout au moins, tous les praticiens honnêtes et sérieux), et cette multitude a une signification : il n'y a pas de traitement miracle et constamment efficace du mal de dos, dont la prise en charge est nécessairement pluridisciplinaire.

Guérir bien sûr... mais pas toujours !

Et c'est là la plus mauvaise nouvelle de ce préambule, que je vous prie de me pardonner. En effet, si l'efficacité thérapeutique est fort heureusement la règle, le spectre de la douleur chronique plane toujours, avec son lot de situations problématiques, voire insolubles. C'est, encore une fois, de cette désespérante chronicité que se nourrissent, souvent grassement, un nombre certain de « vautours » sans scrupules (mais beaux parleurs), qui ne méritent que mépris et opprobre. Évitez donc ces « spécialistes », qui s'entendent à merveille pour soulager… votre porte-monnaie, et alourdir votre détresse. Ces quelques précisions me semblaient s'imposer avant d'entrer dans le vif du sujet : guérir vite… mais comment ?

Guérir la lombalgie aiguë

En médecine, plus encore qu'ailleurs, le « politiquement correct » n'a définitivement pas sa place. Et je me prépare donc à vous « asséner » quelques scoops qui sauront, à n'en point douter, vous sortir de la douce torpeur dans laquelle vous a certainement plongé votre sédative lecture…

Fini le lit !

Autres temps, autres mœurs ! Ainsi, et n'en déplaise à nombre de prescripteurs un peu « vieux jeu », le repos au lit strict, naguère ordonné, est aujourd'hui franchement passé de mode. Inutile et même dangereux, le confinement au lit est en effet pointé du doigt comme un excellent facteur de risque de passage à la chronicité du mal de dos, par l'affaiblissement musculaire qu'il induit rapidement. Plus d'alitement donc, mais le maintien d'une activité physique et professionnelle, dans les limites du raisonnable : renvoyer au travail un déménageur « bloqué » serait aussi stupide qu'inhumain !

Cachets et gélules : à consommer avec modération !

Le traitement médicamenteux du mal de dos « banal » repose sur trois catégories de molécules :

- les antalgiques ;
- les anti-inflammatoires ;
- les décontracturants musculaires (ou myorelaxants).

Ces médicaments sont dits « symptomatiques ». Ils ont en effet pour but de réduire les symptômes habituels du mal de dos (douleur, contracture musculaire), sans chercher à corriger la lésion causale… qu'il est de ce fait inutile d'identifier avec précision, du moins à ce stade (d'où une belle et logique économie d'imagerie, sur laquelle il est inutile de revenir). Comme pour tout traitement médicamenteux, celui du lumbago doit respecter le fameux rapport bénéfice/risque. En effet, s'il est écrit que vous devez mourir un jour, ce ne le sera certainement pas du fait de votre mal de dos, mais ce pourrait l'être du fait des traitements qui lui sont opposés ! Méfiance donc, et discernement !

Les antalgiques

Le maître symptôme du lumbago étant la douleur, le recours à un médicament anti-douleur (« pain-killer » chez les Anglo-Saxons) est d'une confondante évidence. Les antalgiques sont répartis en trois classes (ou paliers) de puissance croissante : antalgiques périphériques ou non morphiniques (palier I), morphiniques faibles (II) et forts (III). Les antalgiques de palier I et II suffisent largement à l'affaire pour le traitement du lumbago.

- **Les antalgiques de palier I**

Ils s'adressent aux douleurs d'intensité légère à modérée (le lumbago « sympathique »… mais en apparence seulement !) et sont pour la plupart disponibles sans ordonnance. Ils n'en restent pas moins d'authentiques médicaments, soumis à des règles strictes d'utilisation, notamment pour les posologies maximales (on peut, certes difficilement, se suicider au paracétamol !). Entrent dans cette catégorie des « petits » antalgiques, le fameux paracétamol, véritable molécule « à tout faire » de toutes nos souffrances, de même que l'aspirine et certains anti-inflammatoires non stéroïdiens faiblement dosés.

– **LE PARACÉTAMOL**
Présent dans de nombreuses spécialités, il est prescrit à la posologie quotidienne de 3 à 4 grammes, équitablement répartis dans la journée et sans limitation de durée. Le paracétamol est l'incontestable champion toutes catégories du rapport bénéfice/risque, s'invitant même dans le club très fermé des médicaments autorisés chez la femme enceinte. Cependant, il peut être victime de « mésalliances », au sein de certaines spécialités l'associant à un autre antalgique de palier I (caféine, aspirine), dont l'innocuité n'est plus aussi limpide.

– **L'ASPIRINE (OU ACIDE ACÉTYLSALICYLIQUE)**
Cette respectable « grand-mère » de la pharmacopée moderne, utilisée à la posologie de 1 à 3 grammes/jour, cache, derrière sa vénérable ancienneté, une toxicité potentielle assez redoutable : réactions allergiques (urticaire, asthme, œdème de Quincke), troubles de la coagulation sanguine, avec risque de saignements en tout genre (effet indésirable d'ailleurs « récupéré » par les cardiologues pour la prévention des accidents thrombo-emboliques) et, surtout, toxicité pour la muqueuse gastrique : l'aspirine reste

la première responsable mondiale de PUS (perforations, ulcères, saignements digestifs). Enfin, l'aspirine est contre-indiquée au cours de la grossesse, surtout au cours du dernier trimestre. Pour toutes ces raisons, l'aspirine n'a, à mon humble avis, aucune justification dans le traitement du lumbago, car pas plus efficace mais beaucoup plus dangereuse que le paracétamol.

– **Les anti-inflammatoires non stéroïdiens (AINS) faiblement dosés**

Très nombreux sur le marché, pour la plupart disponibles sans ordonnance et donc très prisés, ils « surfent » sur le concept complètement fallacieux selon lequel « à posologies plus faibles, effets secondaires plus rares ». Or, ces « petits » AINS, au doux parfum de présomption d'innocence, sont certes moins efficaces que leurs grands frères, mais tout aussi toxiques, en particulier pour la muqueuse gastrique. Méfiez-vous donc un peu plus de ces « perfides » molécules, qui devraient obliger aux mêmes précautions que les AINS « classiques », ce qui, je vous l'assure, est loin d'être le cas en pratique. Dont acte !

- **Les antalgiques de palier II**

Ils s'adressent aux douleurs d'intensité modérée à sévère, et peuvent être utilisés d'emblée (ce qui est fréquent en pratique quotidienne) ou en cas d'insuffisance des médicaments de palier I. Ces antalgiques ont, pour la plupart, un dénominateur commun : l'indétrônable paracétamol.

– **LES ASSOCIATIONS PARACÉTAMOL-CODÉINE**

Le principe est simple : associer dans un même comprimé un antalgique périphérique, agissant au lieu même du conflit (le paracétamol), et un antalgique central, agissant sur le cerveau (la codéine, dérivé de la morphine). Le résultat : une efficacité anti-douleur « boostée », c'est-à-dire supérieure à celle de chacune de ces deux molécules prise isolément, et plus durable (environ 6 heures). La tolérance de ces associations est excellente, les seuls effets indésirables, potentiels mais rares, étant ceux de la codéine : nausées, constipation, somnolence. Enfin, vous ne deviendrez pas « accros » à la codéine, le risque de dépendance étant nul aux posologies et durées de traitement usuelles.

– **Les associations paracétamol-dextropropoxyphène**

Le dextropropoxyphène est un dérivé de la méthadone, produit de substitution utilisé dans le sevrage des toxicomanies aux drogues dures. Ces associations sont, comme les précédentes, très efficaces dans le traitement du lumbago, au prix d'effets indésirables rares, bénins et transitoires : nausées, constipation, somnolence, vertiges et maux de tête. Un seul vrai risque (exceptionnel) : celui d'hypoglycémie (baisse excessive du taux de glucose dans le sang), chez les patients âgés recevant un traitement antidiabétique.

• **Les antalgiques de palier III**

Destinés aux traitements des douleurs intenses ou non calmées par les molécules de palier II, ils sont exceptionnellement nécessaires dans le traitement de la lombalgie aiguë « banale » (mais peuvent le devenir pour celui des lombosciatiques dites « hyperalgiques »).

Les anti-inflammatoires

Comme leur nom l'indique, ils combattent la

réaction inflammatoire, dont la principale conséquence perceptible est la douleur. Ces molécules se répartissent en 2 groupes :

- les anti-inflammatoires stéroïdiens (AIS), dérivés de la cortisone (ou corticoïdes), dont, je le précise d'emblée, la sinistre réputation est foncièrement injuste… et je vous le démontrerai !
- les anti-inflammatoires non stéroïdiens (AINS), dont la liste est impressionnante, preuve qu'ils sont efficaces… au moins financièrement pour leurs fabricants !

- **Les anti-inflammatoires non stéroïdiens**

Ils constituent, à juste raison, l'étape thérapeutique obligée de tout lumbago digne de ce nom. Fait important pour vous, ils ont tous à peu près la même efficacité… et la même toxicité potentielle. La seule vraie différence, amenant votre médecin à prescrire telle molécule plutôt que telle autre, réside, soyons francs, dans la puissance du marketing des laboratoires pharmaceutiques qui les commercialisent !

Le mode d'action des AINS est simple : ils diminuent l'activité d'une enzyme clé de la réaction inflammatoire, la cyclo-oxygénase 2 (ou cox-2).

Malheureusement pour votre estomac fragile, ils réduisent également, à des degrés divers, celle de la cyclo-oxygénase 1 (ou cox-1), participant à la protection de la muqueuse de ce bel organe… La suite est logique, s'écrivant en termes de brûlures, aigreurs et autres désagréments, bien connus des utilisateurs d'AINS, et qu'il est heureusement possible de prévenir en grande partie (cf. infra).

Les AINS sont surtout prescrits par voie buccale (autrement dit *per os*, terme justifiant pleinement l'apprentissage du latin, pendant 6 ans au moins, pour devenir un médecin digne de ce nom !), sous forme de comprimés, gélules ou poudres dispersibles. Ils peuvent également être administrés, pour certains d'entre eux, par voie rectale, intramusculaire (IM) ou intraveineuse (IV). L'avantage de ces deux dernières voies d'administration ne réside pas dans une efficacité accrue, mais dans une plus grande rapidité d'action. Et même si le traitement du lumbago ne revêt pas le caractère d'urgence de celui de la péritonite, un soulagement rapide n'est sûrement pas de refus. Cela étant, le suppositoire ou l'injection (IM ou IV) ne vous mettent pas à l'abri des problèmes digestifs inhérents aux AINS : le risque gastrique est le même quelle que soit la voie d'administration. Quant aux AINS utilisés par voie percutanée (pommades, crèmes, gels), un seul mot : efficacité nulle dans le traitement du lumbago, ou, plus précisément, efficacité superposable à celle du placebo (qui n'est en fait jamais vraiment nulle...).

Phénomène assez troublant, l'efficacité antalgique, globalement réelle, des AINS dans la lombalgie aiguë varie considérablement, pour une molécule donnée, d'un individu à l'autre. Le choix d'un médicament, au sein de la liste pléthorique qui nous est fournie, tient donc beaucoup de la partie de poker (pas menteur, je vous l'affirme en toute bonne foi !) et ce n'est parce que la gélule « perlimpinpin » aura été divinement efficace chez votre gardienne d'immeuble, qu'elle le sera autant pour vous. Cette mystérieuse variabilité d'efficacité se prolonge d'ailleurs pour la tolérance, soumise aux mêmes aléas individuels, et vous pourriez bien remettre en question les étrennes de votre sus-citée gardienne, sortie indemne d'un traitement dont vos propres tripes garderont longtemps le cuisant souvenir.

À quels effets indésirables vous exposent ces AINS ? Principalement à des désagréments digestifs

« hauts » (brûlures d'estomac, nausées, voire vomissements) et « bas » (douleurs abdominales, diarrhées). Ces effets secondaires sont certes désagréables, mais bénins. Malheureusement, cela peut aller beaucoup plus loin : ulcères de l'estomac ou du duodénum, qui peuvent saigner (hémorragie digestive) ou se perforer (péritonite ulcéreuse), avec, dans certains cas, une évolution plus que fâcheuse, susceptible de régler définitivement vos déboires lombaires… Ces complications digestives peuvent néanmoins être évitées par quelques précautions, aussi simples qu'indispensables :

- pas d'associations de 2 (ou plus !) AINS différents (aucun gain d'efficacité, mais un cumul certain de toxicité) ;
- respect strict des posologies prescrites ;
- prise en milieu de repas (et jamais à jeun) ;
- « couverture » systématique de la toxicité gastro-duodénale des AINS par un médicament protecteur de la muqueuse gastrique, de type « inhibiteur de la pompe à protons ». Cette prévention doit être systématique au-delà de 65 ans et en cas d'antécédents personnels d'ulcères. Elle tend progressivement à le devenir pour toute prescription d'AINS car, en ce

domaine, la « roulette russe » n'est pas un jeu très prisé. De façon aléatoire et complètement imprévisible, les AINS peuvent induire d'autres effets secondaires de gravité variable : urticaire, vertiges, hépatite, insuffisance rénale, baisse des cellules sanguines (globules rouges et blancs, voire plaquettes) etc.

En bref, la tolérance, certes imparfaite, des AINS ne doit pas faire oublier leur place de choix dans le traitement du mal de dos, optimisée par quelques règles d'utilisation finalement assez peu contraignantes.

- **Les anti-inflammatoires stéroïdiens (ou corticoïdes)**

Au risque de « carboniser » un des préjugés les plus tenaces de « l'inconscient médical collectif », je ne peux résister au plaisir de vous affirmer que les corticoïdes sont les anti-inflammatoires les plus rapidement et profondément efficaces de la pharmacopée… mais aussi les moins dangereux, sous réserve bien sûr d'un maniement judicieux ! Dans les problèmes lombaires, ils peuvent être utilisés par voie buccale, ou mieux encore sous forme d'infiltrations locales, sur lesquelles je reviendrai. Cependant, pour le traitement de la lombalgie aiguë « banale » (sans sciatique), les infiltrations n'ont pas grand intérêt, alors que la corticothérapie orale y est souveraine, dans les formes les plus sévères. Elle doit être débutée à fortes doses (1 mg/kg/jour), avec une décroissance posologique très rapide, la durée totale de ce traitement « flash » ne devant pas excéder 10 jours. Ce mode de prescription permet d'éviter les effets secondaires classiques de la cortisone prise à fortes doses sur de longues périodes, et qui ont contribué à lui forger sa sulfureuse réputation (ostéoporose, cataracte, prise de poids, troubles de l'humeur, troubles du sommeil...). Cependant, même prescrits en cures courtes, les corticoïdes sont susceptibles de déséquilibrer les valeurs de pression artérielle chez l'hypertendu et de glycémie chez le diabétique, obligeant parfois à une surveillance accrue et à des ajustements thérapeutiques.

Les décontracturants musculaires (ou myorelaxants)

L'usage de ces médicaments se justifie par l'existence habituelle d'une contracture musculaire importante au cours du lumbago, à l'origine du blocage. Personnellement, je n'ai jamais été très impressionné par l'efficacité décontracturante de ces molécules, dont le seul véritable intérêt réside, à mon sens, dans leur principal effet secondaire : la somnolence (d'où l'importance de les prendre au coucher). À ce titre, ils constituent un « antidote » efficace aux effets « dopants », perturbateurs du sommeil, des corticoïdes. Dans le registre des myorelaxants, je citerai certains médicaments adjuvants, supposés en théorie réguler le métabolisme des fibres musculaires et, en pratique, d'une efficacité terriblement suspecte.

Le kinésithérapeute est votre meilleur ami

Le mal de dos rend compte, en France, d'un tiers de l'ensemble des prescriptions de kinésithérapie. Et il le vaut bien ! La rééducation fait en effet partie intégrante de la stratégie thérapeutique opposée au mal de dos, à au moins deux stades de son évolution :

- en période aiguë, dans une optique antalgique et décontracturante ;
- puis, à distance de la guérison, dans un but

primordial de prévention des rechutes. Cette période est critique : pourquoi « perdre son temps » deux fois par semaine chez un kinésithérapeute, alors que tout est rentré dans l'ordre ? Dangereux raisonnement ! C'est, justement, parce que vous avez eu la chance de guérir rapidement, que vous devez en profiter pour renforcer certains muscles, en assouplir d'autres et apprendre à épargner votre segment lombaire dans les gestes de la vie quotidienne. Cette rééducation, au sens littéral du terme, est le plus souvent enseignée par un kinésithérapeute diplômé d'État, à raison d'une à deux séances par semaine pendant un à deux mois. Parfois, elle s'intègre dans une prise en charge plus globale, au sein d'une école du dos, surtout destinée à remettre « dans le circuit » des patients dont la lombalgie chronique les a exclus.

Soulager la douleur

La kinésithérapie à visée antalgique repose sur le massage et la physiothérapie. C'est sûrement la phase la plus agréable de la prise en charge rééducative, puisque l'on ne vous demande rien d'autre que de vous laisser dorloter (j'allais dire « papouiller ») par des mains aussi douces et expertes… que para-médicales !

- **Le massage**

Son efficacité antalgique et relaxante n'a plus à être démontrée, surtout s'il se pare de dénominations enchanteresses (massage californien, shiatsu, réflexothérapie plantaire…). Agrémenté d'une musique « planante », il sait alors vous transporter dans des univers très éloignés de votre stupide rachis grincheux. Mais attention, le massage n'est que le prélude à la « vraie » rééducation de fond, et votre kinésithérapeute saura rapidement vous faire revenir sur terre.

- **La physiothérapie**

Elle fait appel aux vertus antalgiques, anti-inflammatoires et relaxantes de diverses formes d'énergie :
- l'énergie mécanique (ultrasons) ;
- l'énergie électromagnétique (laser, ondes courtes, ultracourtes ou centimétriques) ;
- l'énergie électrique, reposant sur l'usage du courant galvanique (ou courant continu).

L'ionophérèse utilise l'énergie électrique pour favoriser le passage à travers la peau d'un gel anti-inflammatoire. Enfin, l'électrostimulation nerveuse transcutanée (TENS) est une technique adjuvante non négligeable dans le traitement de certaines sciatiques chroniques, notamment postopératoires ;
- l'énergie calorique, avec applications locales de chaleur utilisant différentes substances : paraffine, boue (fangothérapie), gel (thermocompresses) ou, plus simplement, eau d'une piscine chauffée (balnéothérapie).

Prévenir les récidives

Tout ce qui précède n'a qu'une seule ambition : vous amener dans les meilleures conditions et le plus rapidement possible au « stade utile » de la rééducation : la prévention des rechutes douloureuses aiguës et des complications (sciatique, passage à la chronicité). Cependant, rapidité ne rime pas avec précipitation, et ce n'est qu'au moins un mois après la guérison de votre lumbago que le kinésithérapeute va « passer aux choses sérieuses ». Négliger ce délai risquerait en effet de vous faire retomber dans les affres du mal de dos, et de favoriser ainsi son évolution vers la chronicité.

Par quel truchement la rééducation permet-elle de réduire les risques de rechute ?

– **Par l'amélioration des performances musculaires**

J'ai coutume de comparer le rachis à un mât de bateau. Ce mât ne doit pas son indispensable verticalité à ses qualités de solidité et de rigidité, mais bien aux haubans qui l'entourent. Ces haubans sont au mât ce que les muscles sont à la colonne vertébrale, et, chez le lombalgique, ils sont déficitaires. Cette insuffisance musculaire, qui porte autant sur les extenseurs que sur les fléchisseurs, se traduit par un déficit de force mais aussi d'endurance. En bref, ils ne « tiennent pas la longueur », et la colonne en souffre. Le renforcement musculaire constitue donc une étape essentielle de la rééducation. Il doit surtout porter sur la musculature antérieure (abdominaux, muscles psoas), par le biais de contractions isométriques, c'est-à-dire sans mobilisation du rachis. Signalons, pour les plus paresseux, l'existence de merveilleuses petites machines, capables de leur procurer des « tablettes de chocolat » à faire pâlir d'envie les maîtres-nageurs et ce, à moindre frais (façon de parler, car ces « prodiges technologiques » sont plutôt onéreux).

– **PAR L'ASSOUPLISSEMENT MUSCULAIRE**

Protéger son dos, c'est, entre autres, augmenter la contribution des membres inférieurs. Encore faut-il qu'ils le permettent ! Pour ce faire, le kinésithérapeute va favoriser « l'assouplissement sous-pelvien », c'est-à-dire optimiser la mobilité des hanches et étirer les muscles postérieurs des cuisses (ischio-jambiers). La fameuse « méthode Mézières » fait ainsi une large place à ces techniques d'étirement. Autrement dit, si vous m'avez bien suivi, vous avez le ventre « mou » et les cuisses « raides », et c'est tout l'inverse que votre exigeant rachis vous réclame.

– **PAR LA PRISE DE CONSCIENCE QUE VOUS AVEZ DES VERTÈBRES**

C'est, plus scientifiquement, le but que se fixe la rééducation dite « proprioceptive ». L'autoperception de l'existence de votre « tuteur » vertébral se poursuit par l'apprentissage de réflexes posturaux, indispensables à la protection du rachis dans les situations récurrentes de « stress » que lui imposent les gestes de la vie quotidienne.

– **Par la correction des mauvaises courbures**
La réduction d'un excès de cambrure lombaire (ou hyperlordose) est indispensable pour soulager des articulations interapophysaires postérieures surmenées, et déjà engagées dans un processus arthrosique inquiétant. Là encore, le kinésithérapeute peut vous « sauver la mise » en favorisant le renforcement d'une sangle abdominale le plus souvent « maigrichonne ». Mais soyez bien conscient que son aide n'est que transitoire… et complètement illusoire si vous ne répétez pas quotidiennement chez vous les mouvements (simples) de gymnastique qu'il vous aura patiemment enseignés.

Apprendre à économiser son dos

Le travail du kinésithérapeute ne s'arrête pas là. La prévention des accidents lombaires passe également par des conseils concernant votre « hygiène rachidienne », que sa compétence l'amène (pour ne pas dire l'oblige) à vous prodiguer.

Protéger sa colonne vertébrale dans les circonstances habituelles de la vie quotidienne passe par l'apprentissage du « verrouillage » lombaire. Cette notion de « verrou », certainement insupportable pour les esprits les plus frondeurs, est pourtant indispensable. D'abord contraignant, le verrouillage, fictif, de votre région lombaire devient rapidement un nouveau et très confortable mode de vie : c'est tellement mieux quand on n'a pas mal !

L'apprentissage du verrouillage lombaire repose sur une technique de rééducation dite « en position intermédiaire ». Cette méthode vise à exclure de votre gestuelle quotidienne les positions « extrêmes », à l'origine de distensions ligamentaires et de sollicitations discales excessives. Elle repose sur la prise de conscience d'une position intermédiaire de confort (ni lordose ni cyphose), puis sur son maintien par l'apprentissage d'une contraction simultanée, « en phase », des muscles antérieurs (abdominaux) et postérieurs (spinaux). La maîtrise de cet équilibre entre muscles fléchisseurs et extenseurs permet une immobilisation relative, et naturelle, du rachis lombaire (d'ou l'expression de verrouillage), au sein d'un véritable « corset musculaire ». Ce concept une fois intégré, la stratégie rééducative doit porter sur l'automatisation de ce travail musculaire pour les multiples tâches de la vie courante. En un mot, le verrouillage vise à maintenir le rachis lombaire et le bassin dans un même plan, dans toutes vos activités, qu'elles soient professionnelles, sportives… ou plus scabreuses. Quelques exemples, parmi les plus courants, valent mieux que de longs discours.

Comment se lever ?

La question n'est pas : pourquoi faut-il se lever (qui peut pourtant mériter débat !), mais bien comment ? Ce premier acte volontaire de la journée, souvent réalisé dans un état de somnolence propice à la négligence, sollicite considérablement votre colonne vertébrale aux muscles ensommeillés. Malgré votre torpeur, vous devez appliquer au lever (comme au coucher) le principe incontournable du verrouillage : mettez-vous sur le côté, repliez les jambes vers le tronc, puis redressez-vous d'un bloc en vous poussant sur un bras.

Comment se brosser les dents et se raser ?

Après le réveil, la vie quotidienne reprend

ses droits : la toilette matinale en fait partie, de même que toutes les tâches ménagères (repassage, vaisselle, passage d'aspirateur...), naguère dévolues aux femmes et maintenant équitablement réparties. Dans toutes ces circonstances de la vie courante, l'intangible concept du verrouillage lombaire doit être respecté, en recourant à la posture « en fente avant » : le buste est légèrement fléchi en avant, une jambe tendue dans l'axe du tronc et l'autre pliée. Passer l'aspirateur comme un escrimeur en pleine activité peut paraître risible, mais votre rachis lombaire sortira toujours gagnant de ce combat domestique.

Comment ramasser un objet à terre ?

De deux façons : la mauvaise, consistant à courber votre buste vers l'avant, à oublier définitivement, et la bonne, reposant sur l'accroupissement, le buste restant bien verrouillé en position verticale, l'effort portant alors sur les hanches et les genoux.

Comment soulever une charge ?

Toujours par l'accroupissement, en contractant correctement les abdominaux. Le soulèvement doit être effectué en conservant un buste bien vertical, la charge étant maintenue collée au tronc afin de diminuer l'effet « bras de levier ».

Retourner à l'école

Le concept d'école du dos, assez peu développé en France, repose sur une prise en charge très globale du patient lombalgique, nécessairement pluridisciplinaire. Y participent donc des médecins (rééducateurs fonctionnels, rhumatologues), des kinésithérapeutes et des psychologues. Il s'applique essentiellement à des lombalgiques chroniques, dont le handicap douloureux compromet la réinsertion professionnelle. L'école du dos accorde une place prépondérante aux programmes de « reconditionnement à l'effort ». Ces programmes comportent deux temps :

- une « déprogrammation » initiale, visant à éradiquer les attitudes négatives, aussi bien physiques (liées à la douleur et à la réduction des performances musculaires) que mentales (liées à l'anxiété générée par la crainte des récidives douloureuses) ;
- suivie d'un « reconditionnement » progressif, réorientant le patient dans la bonne direction.

Cette prise en charge coûte cher, en hommes, en temps et en argent, et ne s'applique bien sûr pas au « petit » lumbago, pour lequel le soin kinésithérapique « traditionnel » suffit amplement.

Corsets, ceintures, semelles et autres ustensiles

La contention lombaire

Il est fini le temps des corsets plâtrés, où l'on transformait le lombalgique en bibendum. À l'heure actuelle, les corsets (lombostats ou orthèses lombaires) sont réalisés sur mesure, en matériau dit « thermoformable » (résine), léger et facile à « retoucher ». Surtout, ils sont amovibles (fermeture par velcros) et ne doivent être portés que dans la journée. Le lombostat permet, comme un plâtre autour d'un os fracturé, de mettre au repos, de façon relative, le rachis lombaire surmené, et de lui éviter les mouvements dangereux, propres à compromettre sa récupération. Il doit être porté 4 à 6 semaines au maximum, et, contrairement à ce que prétend la rumeur, ne fait pas « fondre » votre musculature déjà défaillante (mauvais alibi donc, pour justifier vos abdominaux fantomatiques !). Le « sevrage » du lombostat, finalement jugé bien confortable pour la plupart de leurs propriétaires transitoires, se fait progressivement, sur quelques jours. En pratique, les contentions lombaires « rigides » sont surtout proposées aux patients traités pour lombosciatique, et n'ont pas d'intérêt démontré dans la prise en charge de la lombalgie aiguë isolée. Pour le lumbago, il est préférable de recourir aux contentions « souples », ou ceintures de maintien lombaire, à réserver, en phase de récupération, aux activités les plus contraignantes pour la colonne vertébrale (bricolage, trajets prolongés en voiture, jardinage et autres activités sportives). Ces ceintures sont disponibles en pharmacie.

Les semelles orthopédiques (ou orthèse plantaires)

Vous en êtes friands, mais la guérison de votre mal de dos peut-elle vraiment passer par vos pieds ? La justification des semelles chez le lombalgique provient du constat, quasi constant, d'une inégalité de longueur des membres inférieurs, à l'origine d'une bascule du bassin, c'est-à-dire du socle sur lequel repose votre colonne vertébrale.

En théorie, le port d'une semelle corrigeant cette asymétrie peut donc se comprendre. En pratique, il n'en est rien. En effet, l'inégalité de longueur des membres inférieurs est physiologique (quand elle n'excède pas 15 mm), et vouloir normaliser ce « vice de fabrication » naturel peut, au contraire, « déséquilibrer » une situation dont vous vous êtes fort bien accommodé depuis vos premiers pas. Le remède peut alors devenir bien pire que le mal, en plus de la contrainte que suppose, tout au moins en été, le port d'une semelle orthopédique dans une tong ! Je dois néanmoins reconnaître que certains patients trouvent, dans ces petits « bijoux » faits main et sur mesure, un réconfort inattendu, illustrant magnifiquement les étranges pouvoirs du placebo (dont l'effet, je le répète, n'est jamais nul !).

Les « altermédecines »

De même que les altermondialistes militent pour un monde meilleur, les « altermédecins » proposent des solutions thérapeutiques différentes, parmi lesquelles les meilleures, précisons le d'emblée, côtoient les plus extravagantes, sinon les plus dangereuses.

D'une manière générale, aucune méthode thérapeutique (y compris les plus « conventionnelles ») ne peut se prévaloir d'une efficacité complète et constante dans la prise en charge du mal de dos. De fait, il faut savoir se garder de tout dogmatisme étroit dans ce domaine et reconnaître, avec humilité, que la meilleure stratégie thérapeutique est bien celle qui guérit. Une dernière recommandation cependant : il est classique de dire de certains traitements « qu'ils ne font pas de mal », à défaut de faire du bien. Pas si vrai, car un traitement inactif est potentiellement nuisible, en raison du retard qu'il apporte à la mise en route de stratégies à priori plus éprouvées. Ce constat est évident pour des pathologies autrement plus sévères que la sciatique, mais, même dans ce cas, un retard au « bon » traitement peut devenir extrêmement préjudiciable (risque de paralysie irréversible, passage à la chronicité etc…).

Plusieurs médecines « alternatives » doivent être évoquées dans ce chapitre, car consacrées par l'usage, à défaut de l'être, pour certains d'entre elles, par la communauté scientifique. Il s'agit de la médecine dite manuelle (ou ostéopathie), de l'acupuncture, de la médecine thermale (ou crénothérapie), de la mésothérapie et de l'homéopathie.

L'ostéopathie

Logique de commencer par cette pratique médicale car c'est, indéniablement, celle qui suscite le plus de passions, de controverses, voire de rivalités. Bref, l'ostéopathie ne laisse personne indifférent, et cela pour une raison évidente : la médecine manuelle peut s'enorgueillir d'une efficacité indiscutable dans le traitement du mal de dos, sous certaines conditions qu'il vous faut absolument connaître.

Qui est votre ostéopathe ?

Il peut s'agir d'un « filou » usurpateur de titre, se prétendant ostéopathe sans aucune compétence « officielle », et dont vous risquez de croiser le chemin, aux risques et périls de votre colonne vertébrale. Fort heureusement, cette situation est devenue exceptionnelle et votre ostéopathe a, très certainement, pignon sur rue. Qui est-il donc ? Il peut être médecin (généraliste, rééducateur fonctionnel ou rhumatologue) et alors « propriétaire » d'un diplôme interuniversitaire national de médecine manuelle ostéopathie, discipline reconnue officiellement par le Conseil National de l'Ordre des Médecins en 1996. Il peut aussi, depuis février 2002, être kinésithérapeute, à condition d'avoir suivi un enseignement d'ostéopathie complémentaire à sa formation, dans une école française reconnue par l'état.

COMMENT ÇA MARCHE ?

Le geste technique est bien connu. Il repose sur la mobilisation du segment lombaire problématique, par le jeu de pressions contraires exercées de part et d'autre de la zone douloureuse (à la différence des chiropracteurs, dont le geste manipulatif, plus « hardi », porte directement sur la région douloureuse). Cette manipulation se fait le plus souvent en torsion. Elle doit être savamment « dosée » et ne pas dépasser les limites de résistance de votre anatomie vertébrale, sous peine de fractures (exceptionnelles) et autres méfaits désagréables. L'habileté de votre ostéopathe se mesure ainsi à la fluidité de cette manipulation passive forcée, aussi brève que parfaitement contrôlée, couronnée d'un symbolique craquement libérateur. Ce dernier correspond à la libération d'une bulle de gaz (azote) lors de l'écartement brutal des surfaces articulaires inter apophysaires postérieures, et vous faites vous-même un excellent ostéopathe lorsque vous faites craquer vos doigts.

La vraie question ne porte en fait pas sur la technique de la manipulation vertébrale, bien éprouvée, mais sur son mode d'action exact. Et là, grand mystère ! Contrairement aux (mauvaises) idées reçues, le mouvement manipulatif n'a pas pour objet de « remettre en place une vertèbre démise » ou de « faire rentrer une hernie discale ». Le « déboîtement » vertébral n'existe tout simplement pas (sauf en cas de traumatismes sévères, à l'origine de fractures et de luxations vertébrales) et il est complètement farfelu de prétendre à la réintégration d'une hernie au sein du disque intervertébral dont elle est issue. Il est regrettable, me semble-t-il, que des praticiens honnêtes et compétents se commettent à de telles inexactitudes de langage (à moins qu'ils ne le fassent par souci pédagogique, mais les patients ne sont pas des « billes » !).

Beaucoup plus sûrement, l'étirement produit par la manipulation est susceptible d'induire de minimes variations de pression au sein des articulations interapophysaires postérieures, des disques intervertébraux, voire d'une authentique hernie discale, variations néanmoins suffisantes pour réduire la compression de structures anatomiques voisines (racine du nerf sciatique, ligaments vertébraux).

QUAND FAUT-IL « DÉRANGER » VOTRE OSTÉOPATHE ?

L'ostéopathie, semblable en cela à tous les traitements proposés pour guérir votre mal de dos, ne permet pas toujours l'obtention de brillants résultats. La raison en est que l'efficacité d'un traitement donné est directement corrélée à la justesse de son indication. Le traitement d'une cataracte ne passe pas, jusqu'à preuve du contraire, par la pratique assidue du bain de siège !

De fait, l'ostéopathie n'est pas applicable à tous les patients souffrant de leur colonne vertébrale.

• **Allez-y pour un lumbago**

La meilleure indication de l'ostéopathie est, sans conteste, la lombalgie aiguë d'origine discale (voire articulaire postérieure) avec blocage. Mais, faut-il le préciser, cette origine « mécanique » doit être certaine, car « manipuler » une lombalgie aiguë liée à une fracture vertébrale ostéoporotique ou à une tumeur osseuse risque d'être dramatique. D'où, en théorie, la nécessité, pour le moins, de clichés radiographiques de la colonne vertébrale avant toute manœuvre ostéopathique. Et même si l'indication est bien posée, des complications restent toujours possibles (apparition d'une sciatique, voire d'une paralysie). Pour autant, l'efficacité de l'ostéopathie sur la douleur aiguë, la reprise des activités et la satisfaction des patients (après tout, le meilleur critère de réussite !) est parfaitement établie par plusieurs travaux scientifiques sérieux.

• **Allez-y pour une sciatique, mais sur la pointe des pieds !**

En effet, en cas de lombosciatique liée à l'existence d'une hernie discale, l'ostéopathie tient beaucoup du jeu du hasard. Vous pouvez tout gagner, avec une guérison quasi-magique, ou tout perdre, avec le bistouri en guise de lot de compensation. En effet, la manipulation vertébrale peut « cisailler » la hernie (on parle de hernie exclue), le fragment détaché venant alors majorer la compression de la racine nerveuse, avec exacerbation brutale de la douleur et, le plus souvent, paralysie. Alors, faites vos jeux…

- **N'espérez pas grand chose pour une lombalgie chronique**

Au contraire du lumbago, la lombalgie chronique n'est pas justiciable de la médecine manuelle, qui ne peut, au mieux, qu'y apporter un soulagement très éphémère. Mais des miracles sont toujours possibles, et l'expérience ostéopathique peut toujours être tentée (mais pas inutilement répétée si rien n'y fait).

En résumé, l'ostéopathie, c'est très bien, voire miraculeux, mais pas pour n'importe quoi, et, surtout, pas par n'importe qui !

La mésothérapie

Cette méthode thérapeutique pourrait s'appeler :

la « petite infiltration ». Elle consiste en effet à injecter, dans la peau située en regard de la région douloureuse, de minimes doses de diverses suspensions médicamenteuses (antalgiques, anti-inflammatoires, corticoïdes, anesthésiques locaux et myorelaxants). Cette injection, quasiment indolore, se pratique à l'aide d'un pistolet à air comprimé, propulsant les médicaments dans le derme par l'intermédiaire de micro-aiguilles.

Le concept est certes astucieux : introduire les médicaments là où ça fait mal, c'est s'assurer d'une action très ciblée, au prix d'effets secondaires quasi-nuls du fait d'une absence de diffusion systémique. Cela est vrai pour la tolérance, tout à fait excellente (quelques réactions allergiques locales sont possibles). Mais cela l'est franchement moins, pour l'efficacité de la méthode, qu'aucune étude digne de ce nom n'a permis de valider dans le traitement du mal de dos. Les raisons de cette efficacité plus qu'approximative sont limpides : les doses administrées sont infimes, j'allais dire « homéopathiques », et la cible, le rachis lombaire, bien éloignée des points d'injection sous-cutanés (surtout chez les plus « enveloppés »).

Mais, encore une fois, c'est peut-être la mésothérapie qui sera, pour vous, la seule et bonne solution…et vous aurez alors à cœur de brûler quelques cierges à Saint-Placebo !

L'acupuncture

Si vous avez l'intime conviction que votre mal de dos résulte d'un fâcheux et brutal déséquilibre entre le yin et le yang, courez sans tarder chez un docteur en médecine officiellement formé aux subtilités de l'acupuncture chinoise traditionnelle. Cette méthode, développée dans l'empire du milieu depuis plus de 3000 ans, consiste en la stimulation, à l'aide de fines aiguilles, de points précis de votre enveloppe charnelle. Ces points d'acupuncture sont situés sur le trajet de « méridiens », lignes fictives parcourant l'ensemble du corps. Leur stimulation est censée rétablir ce fameux équilibre entre yin et yang, dont le symptôme « douleur » et de nombreuses maladies traduisent la perturbation.

De fait, l'acupuncture peut légitimement revendiquer une réelle efficacité antalgique, justifiant même son recours en anesthésiologie. Cette efficacité serait liée à la production accrue par le cerveau de neuromédiateurs doués de puissantes capacités antalgiques, les endorphines et les enképhalines, très proches de la morphine.

En pratique, l'acupuncture utilise de fines aiguilles, traditionnellement en or ou en platine, mais que le principe indispensable de stérilité a « rabaissé » à l'acier « à usage unique ». Elles sont introduites superficiellement en des points précis (10 à 15 points par séance) et manipulées régulièrement pour optimiser l'effet de stimulation. Les séances durent 15 à 30 minutes et sont répétées 1 à 3 fois par semaine.

L'intérêt de l'acupuncture pour le traitement du lumbago n'a jamais été formellement validé, mais la statistique médicale ignore les succès individuels que cette méthode permet parfois d'obtenir, au prix d'une innocuité totale (sous réserve de nécessaires précautions d'asepsie).

L'homéopathie

Aucun travail scientifique n'a, à ma connaissance, évalué l'intérêt de cette méthode thérapeutique dans la prise en charge de la lombalgie.

Dans ce contexte, son succès éventuel semble, à mon avis, plus lié à la foi (quasi-mystique pour certains) que vous lui vouez, qu'à de réelles capacités curatives. Parole d'affreux allopathe, aussi convaincu que forcément partial, j'en conviens !

En tout état de cause, il faut reconnaître à l'homéopathie l'absence absolue d'effets secondaires (ce serait un comble !), hormis un : les homéopathes les plus doctrinaires interdisent à leurs « disciples » tout autre forme de traitement, à l'origine de retards dommageables à la mise en route d'alternatives thérapeutiques plus efficaces quand, par extraordinaire, l'homéopathie ne guérit pas !

La médecine thermale (ou crénothérapie)

Plus des 2/3 des stations thermales françaises (72 sur 105 exactement) assure une prise en charge des pathologies rhumatologiques, principalement manifestations de l'arthrose et mal de dos. Les plus réputées pour cette option thérapeutique sont Aix-les-Bains, Brides-les-Bains (surtout indiquée en cas d'obésité associée) et Dax (à recommander en cas de problèmes associés d'insuffisance veineuse chronique).

Pour une même option thérapeutique, le régime général d'assurance maladie accorde une cure par an, d'une durée « incompressible » de 21 jours, avec prise en charge des soins à hauteur de 65 % (et 0 % pour l'hôtellerie !). Le bénéfice éventuel de la cure thermale sur vos « vieilles » douleurs repose sur plusieurs approches de soins :

- Les soins inhérents au milieu thermal : les eaux de source, utilisées sous forme de douches, bains bouillonnants et massages au jet, sont chaudes et riches en souffre.
- Les soins de kinésithérapie, souvent prodigués en piscine (kiné-balnéothérapie).
- La prise en charge multidisciplinaire, à laquelle concourent volontiers, outre les médecins de cure et les kinésithérapeutes, des diététiciens, voire des psychologues.

Sous leurs efforts conjugués, votre cure thermale peut volontiers prendre des allures de vacances… certes laborieuses et sous haute surveillance, à moins que la fréquentation assidue de vos « frères de misère en lombalgie » n'ait des effets inverses sur l'évolution de votre propre mal de dos !

En règle générale, les curistes s'estiment satisfaits de leur séjour, dont le succès tient probablement plus à la qualité des soins prodigués qu'aux supposées vertus thérapeutiques des eaux thermales (sauf, peut-être, à Lourdes...).

Et bien d'autres « médecines »...

Magnétiseurs, radiesthésistes, musicothérapeutes, étiopathes, hypnotiseurs, auriculothérapeutes, iridothérapeutes, phytothérapeutes... bref, un inventaire à la Prévert, dont je dois ici reconnaître tout ignorer. Il est probable, cependant, que les « grands prêtres » de ces disciplines très « parallèles » jouent fort habilement (et souvent fort coûteusement pour leurs « drôles de paroissiens ») sur la composante psychogène, inhérente à tout mal de dos, et parfois prédominante. Mais, après tout, seul le résultat compte, et ces « praticiens » respectent au moins un principe fondateur de l'Art médical : « primum non nocere » (le plus important est de ne pas nuire...).

Guérir la sciatique

Le mot « chirurgie » n'est apparu à aucun moment dans le chapitre « guérir la lombalgie aiguë », que nous venons de refermer. Pour la sciatique, la « sanction chirurgicale » (expression lourde de sous-entendus !) est parfois l'unique solution. Mais je tiens d'emblée à exprimer mon credo dans ce chapitre consacré au traitement de la sciatique d'origine discale : ce traitement doit être médical avant tout, et ne devenir chirurgical qu'en tout dernier recours, j'allais dire en désespoir de cause. Pourquoi ? Pour de multiples et excellentes raisons que je vous invite à découvrir rapidement.

Le traitement doit être médical

Lumbago et sciatique : un dénominateur commun...

Le traitement médical de la lombosciatique, liée le plus souvent, je le rappelle, à la compression d'une racine (L5 ou S1) du nerf sciatique par une hernie discale, est assez superposable, du moins au début, à celui de la lombalgie aiguë sans sciatique. Les médicaments (antalgiques, myorelaxants, AINS, voire corticoïdes en cures courtes) suffisent en général à régler « proprement » le problème en quelques jours à quelques semaines, parfois aidés par le port transitoire d'une contention lombaire. Le repos au lit strict est, là aussi, fortement déconseillé, sauf douleur insupportable (qui l'est d'ailleurs, le plus souvent, autant en position allongée qu'assise ou debout).

Je n'ajouterai rien sur la place des « altermédecines », mais je me permets d'insister sur le rôle incontournable du kinésithérapeute, à distance de l'épisode aigu, dans la prévention des rechutes douloureuses.

... et les infiltrations en prime

Lorsque la sciatique résiste aux traitements « conventionnels » précités, vous ferez au rhumatologue l'honneur de votre visite, car il est à même de vous « tirer d'affaire » en réalisant une infiltration. Je vous devine esquissant une moue désapprobatrice, voire exprimant un refus catégorique, car le mot fait peur. A moi de vous démontrer que la sulfureuse réputation des infiltrations est complètement infondée, et qu'il s'agit, tout au contraire, d'une technique très performante, volontiers salvatrice et sans danger.

Rappelez-vous la mésothérapie ! Ce qu'elle esquisse, l'infiltration le réalise pleinement en introduisant, au lieu-même du conflit entre la hernie discale et la racine nerveuse, l'anti-inflammatoire le plus puissant de la pharmacopée : la cortisone, dont plusieurs spécialités sont disponibles. L'infiltration vous fait ainsi gagner sur les deux tableaux du rapport bénéfice/risque : effet maximal de la cortisone, injectée exactement là où elle doit agir, et excellente tolérance, du fait d'une faible diffusion générale et de l'absence de toxicité locale.

Entendons-nous bien : ne comptez pas sur une infiltration de cortisone pour « désintégrer » votre hernie discale. Aucun traitement, hormis la chirurgie, ne peut faire espérer la disparition d'une telle hernie. Mais la cortisone permet de réduire l'inflammation locale, résultant du conflit disque-racine et dont la douleur est « fille ». Plus d'inflammation, donc plus de douleur, même si la hernie reste en place. Et, rassurez-vous, elle ne le restera pas indéfiniment, mais finira par disparaître d'elle-même dans les mois ou années qui suivent l'épisode de sciatique. Autrement dit, les traitements médicaux « conservateurs », dont l'infiltration est le fer de lance, vous permettent d'espérer une rapide guérison clinique, en attendant que la hernie discale disparaisse « naturellement », évitant ainsi les fâcheuses conséquences d'une ablation chirurgicale.

Dans le traitement de la sciatique d'origine discale, deux types d'infiltrations sont envisageables :

- L'infiltration épidurale (ou péridurale).
  C'est de loin la plus fréquente, le produit étant injecté dans le canal rachidien par voie inter épineuse. Cette infiltration, indolore (si bien réalisée, cela va de soi !) se fait en consultation, ne nécessite aucun repos particulier dans les suites immédiates et n'expose à aucun effet secondaire local ou général, sous réserve d'une bonne technique et, surtout, d'une propreté irréprochable. Aucun régime sans sel n'est nécessaire et la corti-

sone, injectée localement, ne vous fera pas grossir. Deux situations « à risques » à signaler cependant : le diabétique, dont la glycémie doit être plus étroitement surveillée dans les jours qui suivent, et le patient sous traitement anticoagulant ou antiagrégant plaquettaire, qui nécessite des précautions particulières (risque d'hématome épidural).
En pratique, une à trois infiltrations épidurales, réalisées à quelques jours d'intervalle, suffisent en règle générale à guérir votre sciatique. Si tel n'est malheureusement pas le cas, rien ne sert de les multiplier, et il faut raisonnablement commencer à parler bistouri.

- L'infiltration périradiculaire (ou foraminale).
Contrairement à l'épidurale, elle doit être réalisée sous contrôle radiographique. La cortisone est injectée latéralement, dans ou à la sortie du trou de conjugaison (ou foramen) (cf. schéma p. 32). Ce type d'infiltration est proposé lorsque la hernie discale est très latérale (hernie foraminale ou extra-foraminale), situation rare en pratique.

En résumé, retenez que les infiltrations vous assurent une prodigieuse efficacité pour une tolérance quasi-parfaite, sous réserve de précautions drastiques d'asepsie. Et leur principal attrait est, très certainement, qu'elles permettent dans la plupart des cas, d'éviter le passage à la chirurgie…

La chirurgie : en désespoir de cause !

Vous entrez au bloc opératoire grimaçant de douleur, et vous en sortez une heure plus tard, débarrassé de votre hernie et de votre sciatique. Tout simplement magique ! Et pourquoi, me direz-vous, ne pas « y passer » tout de suite, vous épargnant de la sorte quelques maudites semaines de souffrances inutiles ? Parce que, dans ce domaine, la patience est (presque) toujours récompensée, alors qu'une décision opératoire prise « à la va-vite » peut s'avérer lourde de conséquences pour votre avenir lombaire.

L'éloge de la patience

Sous réserve d'une douleur supportable et de l'absence de déficits neurologiques, la meilleure attitude que peut adopter un patient souffrant de sciatique est bien…de rester patient ! et ce, pour deux raisons simples :

- la première est positive : vous le savez maintenant, le traitement médical bien conduit permet de guérir la sciatique, dans plus de 80 % des cas, avec un délai n'excédant pas 2 mois. J'ai bien écrit « guérir la sciatique », et non pas « guérir la hernie discale ». Car je le rappelle, la hernie est une image et, chez 30 % de nos concitoyens, cette image existe… sans douleur. J'insiste donc sur un postulat à priori évident (mais pas pour tout le monde !) : on traite un individu et sa douleur, pas une image ! Une fois guéri médicalement de votre douleur sciatique, peu importe le devenir de la hernie : elle peut persister, se modifier ou disparaître (cas le plus habituel), et il n'y a aucun intérêt pratique à le déterminer par des scanners itératifs, que vous n'aurez bien sûr pas, ayant lu ces lignes, la mauvaise grâce d'exiger de votre médecin !
- la seconde est négative : la chirurgie de la colonne vertébrale en général, et de la hernie discale en particulier, n'est pas une chirurgie très « brillante » : elle ne vous rétablit jamais

une colonne fonctionnellement « normale », à l'inverse, par exemple, de la prothèse de hanche dans le traitement de la coxarthrose. Car, il faut bien le préciser, l'acte chirurgical comporte certes l'ablation de la hernie discale, mais aussi l'exérèse la plus complète possible du disque dont elle provient, afin de réduire au maximum le risque de récidive à l'étage opéré. Or Dieu, dans sa grandeur, n'a bien sûr pas créé le disque intervertébral avec une malsaine arrière-pensée de châtiment expiatoire. Ce disque a des fonctions bien précises (cf. p. 23), et son ablation ne peut s'envisager sans « dommages collatéraux », dont les principaux sont :

– la fragilisation des disques sus et sous-jacents au disque opéré. Les contraintes excessives auxquelles ils sont alors soumis favorisent la survenue de nouvelles hernies, expliquant une bonne partie des récidives de sciatique après une première exérèse discale.
– les perturbations de l'équilibre rachidien. La nature ayant horreur du vide, l'ablation d'un disque est suivie d'un rapprochement logique et rapide des corps vertébraux qu'il

séparait. Ce pincement de l'espace discal entraîne un surmenage des articulations interapophysaires postérieures, qui saura se manifester plus ou moins rapidement par une lombalgie chronique, toujours problématique.

Vous reconnaîtrez le chirurgien digne de ce nom à ces indispensables précisions qu'il ne manquera pas de vous « asséner », au contraire du « marchand de soupe », habile à limiter son discours aux miroitants résultats immédiats de son intervention.

Si on ne peut pas faire autrement...

Parfois, la solution chirurgicale est la seule et indiscutable alternative thérapeutique.

- en cas de sciatique avec complications neurologiques sévères : paralysie, troubles urinaires et/ou de la défécation (syndrome de la queue de cheval).
- en cas de sciatique réellement hyper algique, c'est à dire résistante aux antalgiques de palier I et II, et le restant aux morphiniques (palier III). Ces situations sont, en pratique, exception-

nelles, et l'éventualité d'une intervention chirurgicale se discute, le plus souvent, en cas de sciatique, certes « banale », mais désespérément rebelle à tous les moyens médicaux mis en œuvre au-delà d'un délai raisonnable de 6 à 8 semaines. Pourquoi ce délai vous est-il quasiment imposé ? Parce que l'expérience montre que dans plus de 4 cas sur 5, la sciatique finit par « céder » en moins de 2 mois. Et je me dois, à ce stade, de vous livrer quelques « recettes » anti-chirurgien « trop pressé »...

Bon à savoir !

Cessons de nous voiler la face ! Le « disc-business » est une activité commerciale florissante. Dans ce contexte, certains chirurgiens, heureusement minoritaires et qui se reconnaîtront, excellent dans l'art de faire peur, vous amenant, terrorisés, pantelants... mais déjà reconnaissants, sur la table d'opération. Leur discours est bien rodé et je voudrai vous dévoiler ici quelques unes de leurs « ficelles » les plus grossières. Que vous affirment-ils ?

- **« Vous avez une hernie discale monstrueuse ! Vous ne pourrez jamais guérir si on ne l'enlève pas »**

Faux ! N'oubliez jamais qu'on ne soigne pas une image, mais une douleur sciatique. De plus, il n'a jamais été démontré de parallélisme entre le volume de la hernie et l'intensité de la douleur. Enfin, et surtout, la pratique nous apprend que les grosses hernies discales ont plus tendance à disparaître spontanément que les petites hernies, très « accrochées » au disque.

• **« Si vous n'êtes pas opéré demain, vous risquez une paralysie de la jambe et on ne pourra plus rien pour vous ! »**

Ce n'est plus une « ficelle », mais une corde ! Trois situations sont possibles :

– Vous avez une sciatique sans aucun déficit moteur à l'examen clinique. Une sciatique non déficitaire au début le devient exceptionnellement par la suite, donc menace inutile et mensongère !
– Vous avez une sciatique avec un déficit modéré. Il y a fort peu de risques à le voir s'aggraver en cours de traitement. De plus, il n'a été démontré aucune différence de récupération motrice à un an entre les sujets guéris médicalement et les sujets opérés.

– Vous avec une sciatique avec une paralysie brutale et complète du pied (sciatique « paralysante »), situation très exceptionnelle. La chirurgie est alors réellement urgente, mais ne peut faire espérer une récupération que dans les 12 heures qui suivent l'installation de la paralysie. Au-delà, la messe est dite, et l'intervention ne servira absolument à rien !

• **« Votre sciatique s'améliore, mais vous ne guérirez jamais complètement si la hernie n'est pas enlevée ! »**

Archi-faux ! On ne doit jamais opérer une sciatique en cours de guérison, car la disparition complète de la douleur n'est alors qu'une affaire de jours, voire de semaines. A ce propos, n'hésitez pas à annuler la veille une intervention prévue de longue date, alors que la douleur a disparu depuis quelques jours. Le chirurgien vous en voudra beaucoup d'avoir bouleversé son sacro-saint programme opératoire, mais votre rachis vous en saura gré.

Voilà résumées les plus fameuses « brèves de billard » (mais il y en a d'autres !), qui devraient vous faire réfléchir à deux fois avant de vous laisser « ouvrir ». D'une manière générale, il ne me paraît pas très sain que celui qui pose l'indication opératoire soit celui qui opère. Et, de fait, n'oubliez surtout pas que le chirurgien « vend » de la chirurgie, et on ne peut l'en blâmer (vous allez bien acheter du poisson chez un poissonnier, et non chez un marchand de légumes !). Aussi, il me semble bien plus sage et logique que la décision opératoire soit le fait de votre rhumatologue, qui saura alors vous adresser à un chirurgien dont il aura déjà pu apprécier la compétence, le sens de la mesure et… l'ouverture d'esprit, propice à la discussion.

En résumé, j'espère vous avoir bien persuadé que le traitement de votre sciatique est MÉDICAL avant tout, la chirurgie ne vivant que des échecs de ce traitement, fort rares si vous savez « prendre votre mal en patience ».

En quoi consiste la chirurgie de la hernie discale ?

La discectomie chirurgicale est réalisée par un chirurgien orthopédique ou un neurochirurgien. Ce geste consiste en une ablation de la hernie discale, complétée d'une exérèse aussi complète que possible du disque dont elle provient (on parle de « curetage discal »), afin d'éviter le risque de récidive herniaire. Cette intervention, réalisée sous anesthésie générale ou péridurale, dure environ 1 heure. Le premier lever, sous l'œil attentif d'un kinésithérapeute, a lieu dès le lendemain, et le retour au domicile est possible, en règle générale, vers le 4e jour post-opératoire. La reprise d'activité est tolérée 4 à 8 semaines après l'intervention, selon la profession exercée.

La chirurgie discale permet indiscutablement la guérison immédiate de la douleur sciatique dans 90 % des cas, mais elle est loin d'être dénuée de risques : risques immédiats (liés à l'anesthésie) ou à court terme (hématome, infection du disque opéré), mais, surtout, risques à long terme, déjà évoqués plus haut : récidive de hernie aux étages sus et sous-jacents, lombalgie chronique.

La récidive de hernie à l'étage opéré, compliquant généralement un curetage discal trop « léger », s'observe dans près de 5 % des cas.

Bref, l'avenir de l'opéré du rachis est loin d'être rose, justifiant une saine réflexion « avant d'y aller » ! Compte tenu des possibles conséquences mécaniques à long terme, les techniques chirurgicales oscillent entre exérèse discale a minima (microchirurgie, chirurgie micro-endoscopique), moins « traumatisante » mais avec augmentation du risque de récidive discale, et exérèse large, réduisant ce risque mais augmentant celui de lombalgie post-opératoire. De la nécessité de limiter le pincement discal post-opératoire et ses conséquences est né, il y a fort longtemps, le concept logique de prothèse discale. A l'heure où j'écris ces lignes, ce concept en est toujours à l'état…de concept. Aucune étude n'a permis de valider l'intérêt de la prothèse discale, dont les risques à long terme sont difficiles à évaluer. A réserver donc aux « aventuriers des temps modernes », amateurs de gadgets et de sensations fortes !

En résumé, vous devez garder à l'esprit que la chirurgie du disque intervertébral, quelle que soit la qualité du « papier doré » dont on l'enrobe, reste de la chirurgie, avec ses aléas et ses incertitudes quant au résultat final.

Sciatique persistante ou récidivante après chirurgie : pourquoi ?

Dans 10 % des cas, l'intervention est un échec,

avec persistance post-opératoire de la douleur sciatique, ou récidive dans les jours ou semaines qui suivent. Les causes en sont multiples, certaines évidentes, d'origine « mécanique », d'autres plus subtiles.

La persistance de la sciatique suppose, logiquement, la persistance d'une compression « mécanique » de la racine nerveuse :

- par un fragment résiduel de hernie ou une récidive herniaire rapide au niveau opéré. Cette éventualité se rencontre surtout après microchirurgie et oblige le plus souvent à une reprise chirurgicale (certains chirurgiens sont ainsi coutumiers du « coup double » !).
- par une complication rare, mais grave, de type hématome ou abcès au niveau du foyer opératoire. Là encore, une réintervention urgente est nécessaire.
- par un autre facteur compressif, dont l'importance a été coupablement sous-estimée en pré-opératoire, par exemple une arthrose inter apophysaire postérieure.
- par une « pathologie » directement induite par l'intervention. Je veux parler ici de la fibrose

épidurale, quasi-constante en post-opératoire puisqu'elle correspond à un processus normal et attendu de cicatrisation. La responsabilité éventuelle de cette fibrose dans les sciatiques persistantes après chirurgie fait toujours l'objet de discussions sans fin. En tout état de cause, les tentatives d'ablation chirurgicale de cette fibrose se sont toujours soldées par des échecs, puisqu'elle se reproduit immanquablement.
- par, mais le rouge me monte au front à cette évocation, une erreur dans l'étage discal opéré. Le chirurgien a enlevé un disque sain, et laissé en place la hernie. Cette stupidissime bévue n'est, malheureusement, pas si exceptionnelle !

Devant l'absence de guérison de la sciatique après chirurgie, toutes ces causes doivent donc être évoquées, et documentées par une imagerie adéquate (scanner avec injection d'iode, ou mieux, IRM avec injection de produit de contraste magnétique). C'est au chirurgien qu'incombe la recherche de l'origine de son échec (en supposant qu'il le reconnaisse !).

Parfois cependant, l'imagerie ne retrouve aucune raison mécanique à la persistance douloureuse. Le plus souvent, cette situation répond à l'existence d'un syndrome dépressif sous-jacent, volontiers préexistant à l'intervention et aggravé par son échec. Il s'agit alors, typiquement, d'une mauvaise indication opératoire, la faute en revenant au chirurgien qui n'aura pas su « dépister » cette situation problématique « avant d'ouvrir ».

À distance de l'intervention, une récidive de la douleur sciatique, survenant quelques mois à quelques années plus tard, signe habituellement une récidive discale à l'étage opéré ou, pour des motifs invoqués plus haut, à un étage sus ou sous-jacent.

Enfin, pour être complet, il convient de préciser que, si la chirurgie discale assure bien une guérison immédiate de la sciatique dans 90 % des cas, elle est beaucoup moins brillante sur la lombalgie associée, peu ou pas améliorée dans près de la moitié des cas.

Guérir la lombalgie d'origine articulaire postérieure

C'est le mal de dos de loin le plus « banal ». C'est lui qui vous empêche de dormir sur le ventre, vous donne 30 ans de plus le matin au réveil, vous « angoisse » à l'idée de piétiner dans un musée ou un cocktail mondain et vous procure ces incessantes douleurs dans le bas de reins, avec des irradiations erratiques dans les fesses, les hanches et les cuisses. Ces symptômes trahissent un dysfonctionnement d'une ou plusieurs de vos articulations inter apophysaires postérieures lombaires, très invalidant et pourtant relativement simple à traiter.

Le traitement est médical, encore et toujours !

Des médicaments bien connus et le kinésithérapeute

Le traitement fait appel, vous vous en doutez, à l'utilisation intermittente de médicaments que vous connaissez bien : antalgiques, AINS et myorelaxants. La rééducation est, ici plus encore qu'ailleurs, d'une importance capitale. Elle doit privilégier les exercices en délordose, afin de limiter la cambrure lombaire, nuisible au bon fonctionnement des articulations postérieures.

Les infiltrations articulaires postérieures

Même principe et mêmes produits (corticoïdes) que pour les infiltrations réalisées en cas de sciatique, mais le lieu d'injection diffère. Alors que le repérage du point d'injection est anatomique pour les épidurales, il est radiologique pour les infiltrations articulaires postérieures. Ces infiltrations radioguidées, sans aucun risque, sont réalisées au sein ou autour des articulations présumées responsables de la lombalgie. Elles sont quasiment indolores, durent quelques minutes, et le patient, souvent anxieux à l'idée de se faire « piquer » le dos, repart rassuré et confiant. Et il a raison car, le plus souvent, une amélioration se manifeste dans les jours qui suivent. Elle vient rétrospectivement confirmer un diagnostic purement clinique, sans confirmation iconographique possible. Le résultat de ces infiltrations, le plus souvent brillant, tient parfois du miracle chez des lombalgiques « traînant leur misère » depuis des mois, voire des années (mon plus beau « miraculé » souffrait depuis 40 ans !).

La rhizolyse : aux confins du traitement médical

Si il y a sensation douloureuse, c'est qu'il y a « un nerf dans le coin ». Ce nerf, c'est la petite branche nerveuse postérieure du nerf rachidien, qui « s'enroule » autour de l'articulation postérieure et en assure l'innervation sensitive (schéma p. 32). La rhizolyse (ou thermocoagulation percutanée) consiste en une destruction de cette branche nerveuse par la chaleur, délivrée par l'extrémité d'une fine électrode. Ce geste permet ainsi une « dévitalisation » localisée de l'articulation douloureuse, de la même façon que votre dentiste procède à la dévitalisation d'une dent problématique. Mais, me direz-vous, quelles sont les « effets collatéraux » de cette destruction ? Il n'y en a pas, la seule conséquence, heureuse, de la rhizolyse étant la guérison de votre entêtante lombalgie.

Le recours à cette technique est rare. Il se justifie lorsque l'efficacité des infiltrations articulaires postérieures est indiscutable, mais trop brève (quelques jours à quelques semaines). La rhizolyse est réalisée au bloc opératoire, sous contrôle radiologique. D'une durée de 15 à 30 minutes, elle nécessite une anesthésie locale, souvent complétée d'une neuroleptanalgésie brève (vous êtes « ensuqué », mais ne dormez pas), et se fait en ambulatoire (pas d'hospitalisation). Cette petite « intervention », sans ouverture cutanée, est efficace dans 70 % des cas, avec atténuation progressive de la lombalgie et des irradiations douloureuses dans les semaines qui suivent. Elle n'expose à aucune complication, à court comme à long terme.

Un cas particulier : le canal lombaire rétréci

Une arthrose articulaire postérieure particulièrement « exubérante » peut rétrécir le calibre du canal rachidien, « étranglant » progressivement les racines de la queue de cheval et occasionnant douleurs lombaires et sciatiques. Cette « strangulation » peut, à terme, entraîner des troubles moteurs des membres inférieurs, avec fatigabilité à l'effort

(« les jambes ne portent plus ») et réduction parfois sévère du périmètre de marche (on parle de « claudication neurogène »).

À ce stade, le seul traitement possible est la laminectomie chirurgicale qui, par l'ablation (à un ou plusieurs étages) d'une partie de l'arc postérieur, permet d'élargir le canal lombaire et de « donner de l'air » aux racines de la queue de cheval. Il s'agit d'une chirurgie « lourde », d'autant plus qu'elle s'adresse à des patients âgés. L'affaire peut encore se corser lorsqu'il y a nécessité à enlever une ou plusieurs articulations postérieures particulièrement volumineuses (arthrectomie), obligeant à une stabilisation vertébrale par les plaques vissées (ou arthrodèse). Cette chirurgie est rarement miraculeuse : en général, efficace sur les troubles moteurs, elle l'est beaucoup moins sur les douleurs lombaires…et on peut le comprendre !

Guérir le mal de dos chronique

Vaste programme ! Les lombalgies et sciatiques chroniques posent en effet un problème thérapeutique hautement complexe. Les patients dont le mal de dos persiste plus de 6 mois représentent pourtant 1 % de la population. De la compréhension des mécanismes dépend la résolution, si possible, du problème, et je vais m'attaquer ici à un exercice particulièrement délicat : simplifier à l'extrême ce qu'il y a de plus compliqué ! Migraineux, s'abstenir !

De la lésion à la douleur

La prolongation d'une douleur est susceptible d'induire la « mise en mémoire » de la sensation douloureuse, même après totale disparition de la lésion responsable, dans le « disque dur » de votre système nerveux central (cerveau et moelle épinière). La « naissance » de la douleur passe par la stimulation d'origine chimique et mécanique de récepteurs spécifiques, les nocicepteurs, disséminés au sein des protagonistes du mal de dos : disque, ligaments, articulations postérieures, muscles et racines nerveuses. Cette stimulation libère des informations nociceptives, véritables messages de douleur véhiculés par des fibres nerveuses, jusqu'à la moelle épinière puis le cerveau, où elles traversent des zones impliquées dans l'humeur et la mémoire.

Tout au long de leur cheminement, ces informations nociceptives subissent des modulations inhibitrices, qui diminuent l'intensité de la douleur, ou excitatrices, qui l'amplifient.

En théorie, les douleurs lombaires et sciatiques chroniques peuvent être classées en trois types, en fait souvent associés :

- les douleurs par hyperstimulation (sciatiques par compression persistante). La hernie discale stimule en excès les voies nociceptives. Les contrôles inhibiteurs fonctionnent honorablement, mais le système nerveux est débordé par l'afflux des messages.
- Les douleurs par défaut d'inhibition : sciatiques post-opératoires avec lésions nerveuses séquellaires, concernant des structures inhibitrices de la douleur.
- Les douleurs sans support anatomique détectable, et donc d'origine purement psychogène.

De la douleur au traitement

La prise en charge thérapeutique d'un syndrome douloureux chronique poursuit un seul objectif : réduire la transmission des messages nociceptifs, en renforçant les modulations inhibitrices et/ou en réduisant les modulations excitatrices. Cette prise en charge, médicamenteuse et non médicamenteuse, est nécessairement pluridisciplinaire. C'est là la grande justification des centres antidouleur.

Les traitements médicamenteux

- **Réduire la douleur**

Les médicaments antalgiques sont bien sûr primordiaux : antalgiques de palier I, agissant sur les nocicepteurs périphériques, et de palier II, agissant sur le système nerveux central. Les antalgiques de niveau III sont rarement utilisés dans cette indication.

Les antidépresseurs dits « tricycliques », utilisés à faibles posologies, ont une efficacité antalgique certaine en renforçant les modulations inhibitrices.

Enfin, en cas de sciatique chronique avec sensations de décharges électriques, certains antiépileptiques peuvent être intéressants, à faibles doses, pour réduire le niveau d'excitation des neurones nociceptifs de la moelle épinière.

- **Stimuler « le moral »**
  Si la douleur chronique s'intègre dans un contexte dépressif patent, le recours aux antidépresseurs et anxiolytiques à doses « psychiatriques » est impératif. Ils réduisent les modulations excitatrices au niveau cérébral.

Les traitements non médicamenteux

Kinésithérapie, physiothérapie et rééducation trouvent, là encore, une place de choix. La stimulation électrique transcutanée (TENS), très intéressante, agit en renforçant les modulations inhibitrices. Le stimulateur, petit boîtier porté à la ceinture, délivre des stimulations légères, par le biais d'électrodes de surface autocollantes, placées en regard des zones douloureuses.

Enfin, la prise en charge cognitive et comportementale, par le biais de diverses techniques un peu fastidieuses à détailler, vise à réduire les modulations excitatrices en provenance de l'encéphale.

En bref, tout ce réseau cablé est d'une extrême complexité, mais ces quelques rudiments vous permettront, je l'espère, de mieux comprendre l'influence du cerveau sur l'expression de vos douleurs, et l'usage justifié, souvent par vous critiqué, de certains médicaments « à faire peur ».

TROISIÈME PARTIE

Petit vade-mecum à l'usage du lombalgique curieux et responsable

Vous vous savez propriétaire d'une colonne vertébrale, et elle sait rapidement se rappeler à votre bon souvenir si, d'aventure, il vous arrive de l'oublier. Vos témoignages m'ont permis, au cours d'une carrière de rhumatologue déjà bien remplie, de recenser les questions les plus récurrentes sur les rapports que vous entretenez avec votre rachis. Je vous en livre ici un petit florilège.

Hernie discale ou simple sciatique ?

Question saugrenue, pour vous qui venez de « dévorer » le passionnant ouvrage commis par votre serviteur, mais question que vous auriez peut-être pu poser à votre médecin, avant de le parcourir ! Alors, au risque de me répéter, je rappelle qu'une hernie discale, lésion anatomique, est susceptible d'entraîner une compression d'une racine du nerf sciatique, dont la traduction clinique peut être une douleur… sciatique. On vous a appris, il y a fort longtemps, à ne pas mélanger carottes et poireaux ! Sachez appliquer ce sage enseignement à votre mal de dos…

Le surpoids est-il mauvais pour le dos ?

La colonne lombaire, pied du « tuteur rachidien », supporte des pressions particulièrement importantes. L'excès pondéral ajoute, à l'évidence, des contraintes supplémentaires à un segment lombaire qui n'en demande pas tant. Et pourtant, la corrélation entre obésité et mal de dos n'est pas si évidente, même si une courageuse réduction pondérale est souvent rapidement récompensée par une rémission douloureuse. Si le surpoids n'est pas directement responsable, ce sont donc « ses frères » : relâchement de la sangle abdominale et majoration de la cambrure lombaire qui, par l'accroissement des contraintes mécaniques, sont générateurs de douleurs lombaires. Mais finalement, quel que soit le lien de causalité entre excès pondéral et lombalgie, « malheur aux gros », comme se plaisait à le répéter un célèbre conférencier d'internat !

Le travail, c'est la santé...du dos ?

Sûrement pas ! Et le prétendre relève d'une démagogie quasi...politicienne ! Certaines activités sont, à l'évidence, nuisibles à une bonne santé lombaire : soulèvement répété de charges lourdes, exposition prolongée aux vibrations, postures de travail inconfortables, etc. Identifier ces facteurs de risque professionnels est aisé. Les corriger est plus difficile, mais possible, moyennant un travail d'éducation sur les lieux de travail, de plus en plus pratiqué.

D'autres facteurs de risque professionnels sont plus insidieux, et beaucoup plus difficiles à éradiquer. Ils relèvent plutôt d'une perception négative des conditions de travail : monotonie de la tâche imposée, poids de la hiérarchie (voire harcèlement moral), mauvaise communication, etc. Ces facteurs de risque sont gros pourvoyeurs de lombalgies (et de cervicalgies) « psychosomatiques », d'évolution volontiers chronique. Bref, le travail, c'est très mauvais pour la santé...tout au moins celle de vos vertèbres !

Mal de dos : mal des transports ?

Vous êtes « bloqué du dos » depuis trois jours, alors que se profile à l'horizon un week-end œnologique entre copains dans le bordelais, et vous avez la bonne idée de me demander si cette perspective est raisonnable. Et vous allez me détester car, cruel...mais juste, je vous répondrai que c'est une très, mais vraiment très, mauvaise idée ! Non tant pour votre permis à points, que la maréchaussée pourrait mettre à mal pour une stupide histoire d'alcoolémie, que pour le pronostic de votre lombalgie. En effet, malgré des améliorations certaines et constantes de l'habitabilité des véhicules (ergonomie des sièges, suspension, renforts lombaires réglables, etc.), votre voiture n'en reste pas moins…une voiture, c'est à dire une « caisse » plutôt exiguë qui roule sur une surface irrégulière. De fait, un déplacement prolongé en voiture présente au moins deux inconvénients pour votre rachis souffreteux : des vibrations incessantes et une posture contrainte et longtemps maintenue.

Cependant, si renoncer à votre week-end en terres viticoles vous plonge dans une noire déprime (ou, pire encore, vous expose aux affres du *delirium tremens !*), allez-y, moyennant quelques sages précautions : arrêtez-vous toutes les heures pour « dérouiller » quelques minutes votre colonne vertébrale, portez une ceinture de maintien lombaire… et consommez avec modération ! Ou mieux encore, préférez l'avion ou le train, plus confortables pour votre rachis lombaire problématique, et plus sûrs … pour votre permis de conduire.

Mal de dos : mal des transports...amoureux ?

Avoir mal au dos n'a, à priori, aucune raison d'empêcher les sentiments amoureux, mais peut certainement en contrarier la « concrétisation physique » ! Sans entrer dans les détails du *Kama Sutra*, ce que la décence et… mon incompétence m'interdisent, il est évident que le lumbago est difficilement compatible avec la pratique assidue et exotique du tourniquet de Zanzibar ou de la toupie birmane.

Pour le lombalgique chronique, le concept de « sexualité épanouie » est souvent à remiser au placard des merveilleux souvenirs d'antan. En effet, le mal de dos chronique s'accompagne souvent de troubles sexuels divers et variés : baisse de la libido, troubles de l'érection et sécheresse vaginale, dont la signification est très équivoque. Ils ne peuvent être attribués à la douleur, dont l'intensité est rarement suffisante pour étouffer l'appel des sens, mais sont plutôt la conséquence du retentissement psychologique inhérent au syndrome douloureux chronique.

Ailleurs, le primum movens est une authentique dépression, camouflée, souvent à l'insu du patient lui-même, derrière le mal de dos et les troubles sexuels. Cette situation, loin d'être rare, doit être rapidement dépistée, sous peine d'errances diagnostiques et thérapeutiques forcément préjudiciables. Tout médecin (ou chirurgien) digne de ce nom doit avoir en lui « la pincée » de bon sens et de psychologie pour rétablir le bon diagnostic dès l'interrogatoire, mais l'énoncer à un patient volontiers incrédule, voire hostile, est une entreprise beaucoup plus délicate…

Ailleurs enfin, il s'agit de vrais troubles sexuels primitifs d'origine « organique » (pathologies urologiques, vasculaires, endocriniennes, etc), dont il sera demandé à la colonne vertébrale, qui a par définition « bon dos », d'endosser la déculpabilisante paternité. D'autres « choisissent » la migraine…

Mal de dos et grossesse :

Chez la femme enceinte, la survenue de douleurs lombo-fessières, surtout au cours des trois derniers mois, est d'une extrême banalité (environ 50 % des cas). Elles sont logiquement liées au surcroît de charge représenté par le fœtus, ainsi qu'à un relâchement d'origine hormonale des muscles et ligaments péri-vertébraux, avec accentuation de la cambrure. En règle générale, ces douleurs sont facilement contrôlables par le repos, le paracétamol et certains exercices de relaxation. Après l'accouchement, la lombalgie régresse en quelques semaines (« baby-blues » inclus), avec le retour à l'équilibre hormonal, la perte de poids et le renforcement de la sangle abdominale. Parfois, la grossesse est compliquée d'une authentique sciatique par hernie discale. Il s'agit d'un véritable problème car la grossesse limite à la fois les possibilités diagnostiques (pas de rayons X, seule l'IRM est possible) et thérapeutiques (uniquement paracétamol et corticoïdes, par voie orale ou en infiltrations). Exceptionnellement, une exérèse chirurgicale de la hernie peut s'avérer indispensable avant la fin de la grossesse.

En tout état de cause, les douleurs lombaires de la grossesse laissent toujours un mauvais souvenir et suscitent des craintes de récidive lors de grossesses ultérieures. Ces craintes sont légitimes, mais le risque de rechute peut être largement atténué par une bonne préparation physique et rééducative avant la conception.

J'ai, tu as, il aura mal au dos !

L'accouchement s'est bien déroulé, et vous avez donné naissance à un magnifique poupon, sans aucun doute le plus beau du monde, mais pas forcément le moins lombalgique ! La question de l'hérédité du mal de dos est ainsi souvent évoquée en consultation. S'il semble effectivement exister des « familles à hernie discale », il est difficile d'affirmer le caractère héréditaire du mal de dos, compte tenu de son extrême banalité. La singulière fréquence de la lombalgie dans certaines familles relève à mon avis plus d'un phénomène de « contagion » de la douleur que d'une réelle transmission génétique, non prouvée à ma connaissance.

La faute au lit !

Votre précieuse colonne vertébrale représente le plus formidable argument de marketing pour les fabricants de sommiers et matelas. Comment feraient-ils si nous naissions invertébrés ? Il faut reconnaître que nous passons au lit plus du tiers de notre vie (parfois beaucoup plus !), et qu'à ce titre, il ne faut pas se « vautrer » sur le choix de notre literie. Alors, ferme, dur, mou, intermédiaire, hybride… toutes les formules sont possibles mais, je peux vous l'affirmer, le matelas « 100 % garanti anti-mal de dos » n'existe sûrement pas.

À chaque lombalgique son matelas et, comme pour tout bien de consommation, le plus adapté à votre conformation n'est pas forcément le plus cher. Si vous êtes en quête d'un nouveau matelas (dont la « durée de vie » n'excède pas 10 ans), n'hésitez pas à solliciter les conseils des spécialistes en literie, qui vous proposeront le plus souvent une literie ferme, ni trop molle, ni trop dure, une literie « normande » en quelque sorte ! Autre problème : comment faut-il dormir ? La position la plus recommandée est la position fœtale (ou en chien de fusil), c'est à dire couché sur le côté, les genoux ramenés vers le menton. À l'inverse, la plus nocive est certainement la position couchée sur le ventre, le plus souvent intolérable pour tout lombalgique digne de ce nom.

Enfin, si malgré une literie de compétition et une position fœtale qui vous ramène quasiment *in utero*, votre mal de dos continue à vous « pourrir » vos nuits, cherchez ailleurs. Peut-être s'agit-il en effet, « tout simplement », d'un état anxio-dépressif, responsable à la fois de vos douleurs et de vos insomnies.

La faute à la pluie !

La météorologie est une science passionnante, dont l'apprentissage nécessite de longues et difficiles études. Certains lombalgiques peuvent cependant prétendre à un diplôme de météorologiste patenté, sans passer aucun examen. Ces impétrants sont en effet capables de prévoir, avec une grande exactitude, les fluctuations climatologiques à quelques jours près, par « la grâce » de leurs vieilles douleurs lombaires.

En fait, l'influence de la météo sur l'évolution des douleurs rhumatismales est très classique et connue, comme vous l'affirmera d'un ton péremptoire votre toujours bien informée gardienne d'immeuble, et elle a probablement raison. Elle sera cependant bien en peine de vous fournir une étude confirmant objectivement ses affirmations, car il n'y en a pas (à ma connaissance, mais peut-être pas à la sienne !). En tout état de cause, les douleurs rhumatismales seraient plus sensibles aux variations barométriques (pression atmosphérique), qu'à celles de l'hygrométrie (degré d'humidité), mais cela reste à démontrer…

Gare au cartable !

Classique « marronnier » journalistique des rentrées scolaires, le cartable de nos chérubins est régulièrement accusé de tous les maux lombaires qui ne manqueront pas de survenir à l'âge adulte. Pure spéculation, qu'aucun travail scientifique ne permet de confirmer, ni même de suggérer. Une chose est sûre : le cartable, quel que soit son poids, ne crée pas la scoliose, dont les mécanismes de survenue restent au demeurant mal connus.

Pour le reste, question de bon sens ! Il est ainsi logique de chercher à minimiser le poids du cartable, d'en répartir symétriquement la charge (sac à dos), voire de le tirer plutôt que de le porter (cartable à roulettes).

La tige ou le tuteur : il faut choisir !

La cigarette fait mal au dos, méfait certes moins médiatique que le cancer du poumon ou l'infarctus du myocarde. Le tabagisme est effectivement un facteur favorisant de la lombalgie, possiblement par les variations de pression induites au sein des disques intervertébraux, à l'occasion des efforts de toux. La sédentarité et le tempérament anxieux, volontiers associés à l'intoxication tabagique, peuvent également avoir une influence néfaste sur l'évolution d'un mal de dos et son éventuel passage à la chronicité.

Faites du sport !

À peine arrivé sur votre plage favorite, vous avez mis à l'eau votre windsurf dernier cri, vous l'avez « gravi » en vainqueur…et n'en êtes redescendu qu'avec l'aide de votre épouse éplorée et compatissante, voire condescendante (pire que tout !). Ce blocage lombaire, survenu en pleine gloire, vous a dégoûté à tout jamais des activités sportives que vous chérissiez tant. Grossière erreur ! La sédentarité, que vous vous imposez désormais, est sûrement plus nuisible à votre colonne vertébrale qu'une activité physique pratiquée avec modération, de façon régulière, et précédée d'un bon échauffement musculaire et lombaire.

À priori, aucune discipline sportive ne peut

vous être arbitrairement refusée. Tout au plus vous en conseillera-t-on certaines, douces et régulières (marche, vélo, natation…sur le dos !), plutôt que d'autres, réputées plus contraignantes pour votre colonne vertébrale (équitation, ski, tennis, sports de balle et de combat). Parmi les multiples disciplines sportives qui vous sont offertes, deux sont régulièrement montrées du doigt : le golf et l'équitation. Dans les deux cas, et au risque de choquer certains ayatollahs de l'interdit sportif, le mal de dos ne les contre-indique pas…à condition d'un entraînement rigoureux et d'une technique irréprochable.

En bref, sport et mal de dos ne sont pas antinomiques, moyennant, une fois de plus, un peu de bon sens et quelques précautions élémentaires : échauffement suffisant, pratique régulière, limites raisonnables, adéquation de l'activité sportive à l'état de forme physique et à l'âge.

Conclusion

Il m'est un peu difficile de devoir conclure ce petit ouvrage sur le mal de dos, alors qu'il me semble n'avoir, et de loin pas, répondu à toutes les questions que vous êtes susceptibles de vous poser sur votre colonne vertébrale.

Le but, je le rappelle, n'était pas d'être exhaustif, mais, simplement, de vous fournir quelques clés. À cet égard, j'espère avoir répondu à vos principales attentes : vous savez maintenant comment est fait votre rachis, vous connaissez les principaux tourments qu'il peut vous infliger (mais, pour beaucoup d'entre vous, vous ne m'aviez pas attendu…), et vous êtes informés des alternatives thérapeutiques qui lui sont le plus couramment opposées (les bonnes comme les mauvaises !).

Maintenant, vous voilà acteur au sens propre du terme (et non plus spectateur), capable de comprendre, de choisir…et de guérir. Le chemin à parcourir peut être long, fastidieux, voire semé d'embûches, mais le succès, le plus souvent, récompensera votre patience et vos efforts. Bon courage !

Index

CE LIVRE VOUS A ÉTÉ UTILE ?

Dans la même collection, chez First.

LES TITRES SANTÉ

- J'ai du cholestérol
- J'ai du diabète
- Migraines et maux de tête
- Bien dormir, enfin !
- J'ai mal au ventre

LES TITRES CUISINE / SANTÉ

- Recettes minceur tome 4
- Salades minceur
- Recettes pour bébé
- Recettes pour diabétiques
- Recettes Oméga 3
- Recettes vapeur & minceur
- Menus minceur
- Minceur 2006
- Recettes minceur Épices et Aromates
- Menus Minceur, tome 2
- Recettes anti-âge
- Recettes anti-cholestérol
- Tout cru !

- Soupes, santé et minceur
- Menus pour futures mamans
- Desserts minceur
- Recettes minceur d'ici et d'ailleurs
- Les meilleures recettes du régime crétois
- Recettes à faible IG
- Recettes anti-allergies
- Fibrissime !

Les informations fournies dans cet ouvrage de référence ne remplacent en aucun cas les conseils ou le traitement d'un médecin traitant. Elles vous aideront simplement à faire des choix éclairés.
Parce que chaque individu est unique, il appartient au médecin d'effectuer un diagnostic et de superviser les traitements pour chaque problème de santé.
Si un individu suivi par un médecin reçoit des conseils contraires aux informations fournies dans cet ouvrage de référence, les conseils du médecin devront être respectés, car ils se basent sur les caractéristiques uniques de cet individu.